AF306205

Dr Georges DOUVIER
Ancien interne des hôpitaux de Grenoble
Ex-prosecteur à l'École de Médecine.

TUBERCULOSE
PALPÉBRALE

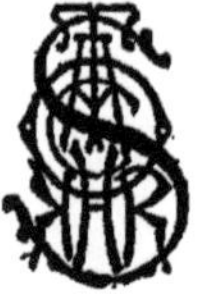

A. STORCK & Cie, IMPRIMEURS-ÉDITEURS
— LYON —
PARIS, 16, rue de Condé, près l'Odéon

1903

Dr Georges DOUVIER

Ancien interne des hôpitaux de Grenoble,
Ex-prosecteur à l'École de Médecine.

TUBERCULOSE
PALPÉBRALE

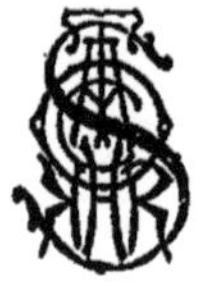

A. STORCK & Cie, IMPRIMEURS-ÉDITEURS

— LYON —

PARIS, 16, rue de Condé, près l'Odéon

—

1903

A MON PÈRE

« *La dernière chose qu'on trouve en faisant un ouvrage est de savoir celle qu'il faut mettre la première* », a dit Pascal, sauf quand le cœur dicte les premières pages, oserai-je corriger en songeant à cet avant-propos inspiré par le souvenir de la bienveillance et de l'affabilité de mes maîtres, de l'affection de mes camarades, en adressant à ceux-là mes remerciements, à ceux-ci mes amitiés ou mes adieux.

Et, de fait, en commençant cette thèse, ma plume court bien vite pour dire ma reconnaissance à tous ceux qui ont contribué à mon éducation médicale dans cette École de médecine de Grenoble, où j'ai trouvé pendant cinq ans de profitables leçons, de précieux encouragements, quelques beaux exemples : à M. le directeur Bordier, si bienveillant pour moi, à mes distingués chefs de service dans les hôpitaux, MM. Girard, Porte, Perriol, Cibert, Comte et Jacquemet, à MM. Allard, professeur d'anatomie, et Termier, chef des travaux anatomiques, dont j'étais le prosecteur.

A Lyon, M. le professeur agrégé Rollet m'a accueilli dans son service avec une grande amabilité tant qu'une fâcheuse maladie ne m'a pas obligé de fuir les brouillards du Rhône ; c'est M. Rollet qui m'a indiqué le sujet de ce travail. M. le professeur Pollosson me fait le grand honneur d'en présider la soutenance : je prie les deux éminents chirurgiens lyonnais d'accepter l'hommage respectueux de mes sentiments de gratitude.

Enfin j'espère en terminant que mes bons camarades, que mes amis voudront bien parfois se souvénir des heures souvent joyeuses (mais trop courtes !) que nous avons vécues ensemble; ils y trouveront ce qui fit autrefois notre amitié, peut-être y découvriront de nouvelles raisons de me garder leur affection demain, sûrement souhaiteront comme moi que l'éloignement ne brise pas définitivement nos cordiales relations,

Décembre 1902.

DE LA TUBERCULOSE PALPÉBRALE

INTRODUCTION

La tuberculose des paupières, affection rare, de formes diverses, revêtant selon ces formes un aspect clinique variable, a été décrite dans la plupart de ses manifestations ; mais on n'a pas réuni dans une étude d'ensemble ces formes qui, bien que différentes à première vue, ont pour substratum anatomique un même organe et dont l'unité est constituée au point de vue anatomo-pathologique par le follicule tuberculeux, au point de vue bactériologique par la présence du bacille de Koch.

On a décrit la tuberculose de la conjonctive palpébrale (les documents sont même assez nombreux sur cette forme commune) on a signalé de très rares cas de lupus de Willan primitif, d'autres cas de lupus secondaire à une affection analogue de la face, on a montré leur nature tuberculeuse. Nous apportons l'observation prise dans le service de M. Rollet d'un gros abcès tuberculeux de la paupière, sans lésions conjonctivales et consécutif à une dacryocystite, fait bien rare sinon unique, dont nous n'avons trouvé l'analogue nulle part. Tous ces faits épars méritent d'être assemblés et par leur nombre et leur variété nous paraissent légitimer une description d'ensemble de la tuberculose palpébrale, description qui n'a pas encore été faite.

Nous verrons d'abord rapidement dans l'historique comment depuis la découverte du premier cas, il n'y a pas encore trente ans, les ophtalmologistes ont pu recueillir une quantité d'observations. L'étude de l'étiologie et de la pathogénie très intéressante nous amènera à classer ces diverses formes dont quelques-unes ont des symptômes communs, mais dont chaque variété a aussi des signes très spéciaux. L'anatomie pathologique nous fera voir l'unité dans toutes ces variétés ; un même traitement général convient, nous le verrons, à toutes ; mais un traitement local approprié devra être appliqué à chacune d'elles.

HISTORIQUE

Kœster le premier, en 1873, observa et relata brièvement un cas de tumeur de la conjonctive palpébrale propagée aux culs-de-sac et au globe de l'œil ; le sac lacrymal lui-même participait à cette inflammation chronique. Dans la tumeur on reconnut de nombreux tubercules miliaires et le diagnostic fut alors « granulome développé sous l'influence de l'irritation de la sécrétion d'une dacryocystite, granulome ayant subi la dégénérescence tuberculeuse ». Il est fort possible qu'il se soit agi là d'une dacryocystite tuberculeuse propagée à la conjonctive. Notons que dès 1867 Langhans avait fait des expériences sur la conjonctive du lapin et que seize inoculations avaient donné quelques résultats positifs ; des animaux moururent même de tuberculose généralisée. Conheim contesta ces expériences, mais bientôt les observations cliniques vinrent aider à mettre au point ces recherches théoriques. Nous ne parlerons pas des cas de Walb en 1875 et de Hock (1876) qui n'intéressent guère la pathologie des paupières mais de ceux de Haab publiés en 1879 où cet auteur apporte treize observations dont six personnelles sur la tuberculose primitive de la conjonctive. On a contesté en 1883 la nature de ces six cas (Luc, thèse Paris, 1883) en en faisant du lupus. Étant données les notions actuelles sur le lupus on doit les admettre, bien qu'ils soient antérieurs à la découverte du bacille de Koch et non vérifiés par la bactériologie. En 1884, Parinaud eut l'idée d'inoculer au lapin les produits de raclage d'une ulcération de la conjonctive tarsienne d'une petite fille de sept ans et demi. C'est le premier diagnostic bactériologique précis.

Le professeur Gayet, en 1885, publia un cas intéressant à la fois par son aspect clinique au début et par son extension rapide au globe oculaire tout entier.

La voie était tracée, les observations se sont succédé nombreuses si bien que déjà trois ans plus tard Amiet dans une thèse de Zurich donne quarante-sept cas de tuberculose conjonctivale dont beaucoup ont débuté sur les paupières. Depuis il n'est presque pas d'année où les revues spéciales n'aient glané quelques exemples.

Bien entendu, on a étudié ces cas non seulement au point de vue clinique, mais on a tenté de les classer : Sattler a présenté au Congrès d'Heidelberg en 1894 une classification, qui prête à la critique comme la plupart des classifications, et a été remaniée peu après par Mitvalsky. D'autres auteurs ont dans ces dernières années, montré les relations étroites qui existent entre la tuberculose nasale et la tuberculose des voies lacrymales; d'autres les relations de la tuberculose lacrymale avec la tuberculose conjonctivale. Bref, sous tous ces rapports la question serait au point, encore que tout cela soit bien épars, et qu'on n'ait point tiré de conclusions générales de l'étude de tous ces faits particuliers.

La forme abcédée (non pas les petits abcès miliaires qui s'ouvrent à la surface de la conjonctive dont ils augmentent la sécrétion purulente, mais les gros abcès développés dans l'épaisseur du tissu cellullaire de l'organe) n'était pas étudiée. Dans une observation de Gerin-Roze, il n'est question que bien incidemment d'un abcès palpébral assez volumineux. Le cas que nous rapportons plus loin concerne un gros abcès de la paupière inférieure consécutif à une dacryocystite. On a déjà décrit des cas d'abcès ou de phlegmon des paupières compliquant une dacryocystite; Panas écrit dans son *Traité des maladies des yeux:* « Les abcès phlegmoneux des paupières succèdent le plus souvent à des contusions; *il en est qui compliquent le phlegmon du sac lacrymal.* » Mais nous n'avons pas trouvé dans la littérature médicale de cas d'abcès tuberculeux consécutif à une dacryocystite tuberculeuse. Le cas de M. Rollet vient combler très heureusement une lacune, en fournissant un exemple intéressant d'une évolution possible anatomiquement, réalisée dans des inflammations à marche aiguë comme le phlegmon, mais dont on ne connaissait jusqu'ici ni l'aspect clinique, ni la marche.

ÉTIOLOGIE ET PATHOGÉNIE

Malgré les difficultés qu'on éprouve souvent à reconnaitre l'origine première du processus tuberculeux, à savoir par l'étude des lésions ou par un interrogatoire serré du malade quelle partie de la paupière a été d'abord atteinte et comment s'est faite l'infection, on peut distinguer une tuberculose des paupières *primitive* et une tuberculose *secondaire*.

Nous rangerons dans la première classe les cas de productions tuberculeuses chez des individus absolument indemnes de traces de tuberculose ailleurs qu'aux paupières. Une remarque: il est bien difficile d'affirmer ou de nier une lésion viscérale au début avec nos moyens d'investigation actuels et l'on peut dire à ce propos que le nombre considérable des signes de la tuberculose pulmonaire commençante n'a d'égal que leur infidélité. Par conséquent il serait imprudent de juger que dans cette première catégorie il ne s'est pas glissé et ne se glissera pas dans la suite des cas de tuberculose secondaire. Au point de vue de la généralisation de cette tuberculose primitive les mêmes difficultés se présentent : comment prouver que la généralisation n'est pas partie d'un autre organe dont on n'a pu découvrir la lésion? Il est rationnel den'admettre la généralisation secondaire à l'infection palpébrale que lorsque celle-ci a commencé longtemps avant les manifestations bacillaires des autres organes, ou que la contamination était accidentelle. Exemple : un cas de Motais chez un enfant de huit ans, sain, sans antécédents qui mourut au bout de treize mois de phtisie pulmonaire, un cas de Cheney (de Boston), encore un enfant de onze ans, chez qui l'examen des poumons reste négatif, et qui meurt quelques mois après de généralisation par voie lymphatique probablement; un cas d'Armaignac (de Bordeaux) où les paupières guérirent mais trois ans après le début de l'affection palpébrale, laryngite tuberculeuse, tuberculose pulmonaire et mort un an après la guérison des paupières.

Si l'on admet que le lupus de Willan est dû à une infection par les bacilles de Koch très peu virulents et fort peu nombreux, on devra le classer comme une forme de tuberculose primitive, eu égard à quelques exemples où il a débuté aux paupières. Il est vrai que des dermatologistes distingués comme Kaposi se refusent encore à en faire une variété de tuberculose. Nous notons leur opinion mais nous rangeant avec l'immense majorité, nous signalerons de très rares cas de lupus primitif des paupières tels que ceux de Arlt (*Klinische Monatsblaetter*, 1869) et de Pflüger (*id.*, 1876): ce dernier, très instructif, montre le voile palpébral rongé par un lupus chez une malade qui avait cohabité et couché dans le même lit avec une parente souffrant d'un lupus qui lui avait rongé le nez. (Cité in Traité de Wecker et Landolt).

Voilà donc ce qu'on peut ranger dans une première catégorie, celle de la tuberculose primitive.

Comment se fait l'infection ? Pourquoi se fait-elle là plutôt qu'ailleurs ?

La réponse est toute simple quand le traumatisme a provoqué l'éclosion de la maladie. Prenons quelques exemples : un enfant d'aspect bien portant reçoit un coup de baleine de parapluie dans la partie supéro-interne de l'œil et puis huit jours après un coup d'ongle d'un de ses camarades : la paupière enfle, les ganglions tributaires de la région s'engorgent. Sur la conjonctive tarsienne il se forme une série de granulations jaunâtres qui en un mois s'ulcèrent. A l'examen on trouve de la tuberculose (observation de MM. Lagrange et Cabannes de Bordeaux). C'est un cas type d'inoculation par traumatisme : le bacille a été apporté par le corps vulnérant, ou la plaie produite a été souillée de débris tuberculeux par des poussières ou par des crachats, par un mouchoir sale.

Dans un cas de Gayet, même chose : une jeune fille robuste, en bonne santé reçoit dans l'œil des confetti, qui provoquent une cuisson assez vive, elle frotte pour se soulager, augmente le traumatisme, voit son œil rouge et tuméfié longtemps ; elle se décide à consulter un mois et demi après : la paupière inférieure gauche est œdématiée, rouge, sa face oculaire présente une petite ulcération qu'on croit d'abord syphilitique et que l'évolution et l'examen bactériologique révèlent tuberculeuse.

Dans un cas de Stultzer même chose encore, mais par la morsure d'un chien qui venait de manger le placenta d'une vache tuberculeuse.

Ces trois cas sont tellement nets qu'il nous semble inutile d'insister sur leur pathogénie. Mais à côté de ces traumas violents, de ces inoculations brutales, comme celles que réalisaient dès 1867 Langhans et Conheim sur la conjonctive des lapins, il y a des traumas infiniment moins violents, mais suffisants pour éroder une muqueuse délicate comme celle qui recouvre les tarses. De simples grains de poussière bacillifères semés sur l'œil par le vent, frottés par le clignement des paupières, s'implantent dans la muqueuse. Telle est l'opinion de Fuchs èt de beaucoup d'auteurs.

Ce n'est pas l'avis de Mitvalsky (de Prague) qui estime que la forme nodulaire seule est due à l'infection métastatique, que les autres formes sont dues à une infection locale; celle-ci peut se faire sans écorchure, sans déchirure du revêtement épithélial de cellules cylindriques (Tartuferi) qui recouvre toute la surface muqueuse jusque dans ses plus petits replis, jusque dans ces dépressions microscopiques, auxquelles on a donné le nom de glandes de Henle. « Nous ne trouvons nulle part, dit Mitvalsky, même sur les conjonctives tout à fait normales, la surface épithéliale lisse; les cellules épithéliales sont gonflées d'une manière inégale et forment de petits sillons où les masses tuberculeuses tombées par hasard dans le sac conjonctival peuvent facilement se trouver arrêtées, fixées; agissant alors sur les cellules épithéliales minces, elles ulcéreront facilement la conjonctive. »

Donc à son avis inoculation possible sous traumatisme préalable. Cette opinion est tout juste l'opposé de celle de Valude qui a fait des expériences sur les animaux : les cobayes, les lapins si sensibles à la tuberculose sont restés réfractaires à ces inoculations toutes les fois qu'on s'est borné à un simple dépôt, sur leur conjonctive, de cultures même très virulentes. En revanche, après un traumatisme même léger, ces expériences réussissaient mieux ; de sorte que Valude prétend qu'une solution de continuité de l'épithélium protecteur est nécessaire pour que l'infection se produise. — En outre cet auteur fait jouer un rôle important aux larmes qui, outre leur rôle mécanique d'entraîner les poussières, joueraient un rôle en quelque sorte antiseptique. Ce pouvoir bactéricide des larmes a été vivement combattu et à l'heure actuelle, les recherches bactériologiques ont absolument ruiné cette théorie. En effet à l'état normal des microbes variés ne foisonnent-ils pas dans les culs-de-sac conjonctivaux ? (Recherches de Cuénod, etc). Le chirurgien n'a-t-il pas de grandes peines à désinfecter justement cette région que les larmes devraient aseptiser ? Et à l'état pathologique, quand il y a accumulation de ces larmes (soi-disant bactéricides), parce que l'écoulement s'en fait mal ou que la sécrétion en est exagérée, la flore microbienne augmente encore comme nombre et comme variété.

En vérité, il faut maintenant faire intervenir un facteur avec lequel on ne comptait pas assez dans ces théories, qu'on oubliait un peu au début des découvertes admirables de la bactériologie, mais dont on reconnaît de plus en plus le rôle important. Nous voulons parler du terrain sur lequel se développent ces productions tuberculeuses. Peut être, pourrons-nous alors montrer que les deux théories que nous venons d'exposer ne sont point inconciliables, bien au contraire. Il peut y avoir affaiblissement de l'organisme entier ou simplement d'un point particulier ; de toutes façons les germes morbides se développent au lieu de moindre résistance. Dans cet organisme affaibli peut éclore une maladie générale, sur ce point faible peut apparaître une maladie locale.

Or voici une conjonctive chroniquement enflammée, qui offre une résistance assurément diminuée : les cellules de son épithélium n'offrent plus la même vitalité que lorsqu'elle était saine. Elles peuvent être mortes, desquamées par endroits et nous sommes alors dans l'hypothèse de Valude : rien d'étonnant qu'une telle muqueuse soit facilement envahie par le bacille de Koch. Et nous admettons volontiers aussi l'opinion de Swann Burnett qui lui estime que les pustules scrofuleuses des paupières sont autant de portes d'entrée pour le bacille. — Mais sans être mortes, sans être desquamées, les cellules de l'épithélium, les phagocytes et les cellules fixes du tissu conjonctif sous-jacent peuvent être simplement malades, moins résistants, d'une vitalité, j'allais dire d'une combativité amoindrie par des combats antérieurs, au cours de quelque blépharite ou dacryocystite, ou bien peut-être parce que leur nutrition est défectueuse, ou parce que la régularité des échanges n'est pas réglée d'une façon normale par le système nerveux. — Bref, quoi qu'il en soit, résistant difficilement, elles peuvent se laisser attaquer, pénétrer par les bacilles, surtout si ceux-ci ont le temps de séjourner dans les replis de la muqueuse, au niveau de ses sillons ou de ses petits méandres encore plus profonds, lors d'inflammation chronique, lorsqu'il se produit des saillies granulomateuses (observations de Haab, Knappe, etc).

Ceci nous explique pourquoi la conjonctive palpébrale est beaucoup plus souvent lésée que la conjonctive bulbaire, puisque celle-ci ne présente pas cet état velvétique de la partie tarsienne. D'autre part le frottement est considérable puisque les paupières se ferment souvent et clignent presque constamment, quand une cause quelconque vient irriter le globe oculaire ; celle dont les excursions sont les plus étendues, les frottements les plus forts, la paupière supérieure, est aussi la plus fréquemment atteinte ; elle est d'ailleurs moins bien balayée par les larmes que l'inférieure.

Notons en outre que l'œil droit est infecté presque deux fois plus que l'œil gauche, ce qui s'explique par le frottement avec la main droite de l'œil droit, acte machinal très fréquent (Panas). L'inoculation par le mouchoir, démontrée chez des tuberculeux qui s'essuient les yeux avec ce linge souillé de leurs crachats (Gaunert) sera aussi plus fréquente à droite.

Cette question du terrain nous conduit naturellement à parler du rôle des maladies antérieures, non pas des maladies locales dont nous venons de voir l'influence, mais des maladies générales. La simple étude des observations nous montre qu'ici encore c'est l'affaiblissement, la diminution de résistance du sujet qui favorise l'infection Que la syphilis héréditaire, comme le veut Anger, que l'alcoolisme, la misère physiologique aient un rôle important, mais c'est évident ! Seulement ils sont prédisposés non parce que syphilitiques, non parce que alcooliques, mais parce qu'ils sont débiles, en état de réceptivité continuelle pour toutes les infections et surtout pour la plus répandue d'entre elles, pour la tuberculose. Et voilà pourquoi les scrofuleux, enfants ou adolescents pour la plupart, du sexe féminin principalement, sont, ainsi que le prouve la statistique, les victimes ordinaires de cette affection.

Enfin les maladies aiguës, par la déchéance de nos organes ou de nos tissus qu'elles entraînent, préparent un terrain propice aux germes tuberculeux ; témoin, les cas de Parinaud (une fillette de sept ans et demi est atteinte après une fièvre typhoïde), de Gallemaerts (une enfant de cinq ans atteinte deux mois après une scarlatine grave).

Voilà donc l'étiologie et la pathogénie des cas primitifs établies. Retenons pour les cas secondaires que nous allons voir l'importance de cette question du terrain, qui nous servira dans l'étude de certains d'entre eux.

Pour arriver aux paupières le bacille emprunte plusieurs voies, différentes selon son point de départ ; d'abord la voie sanguine.

Au cours d'une tuberculose généralisée, au cours d'uns granulie, le microbe pénétrant dans le système artériel, puisé en quelque sorte au niveau du poumon, est entraîné dans le torrent circulatoire, charrié au niveau de l'œil comme au niveau d'autres organes (viscères, séreuses ou muqueuses) et prolifère rapidement, quelquefois sans avoir le temps de provoquer autre chose qu'une vive réaction inflammatoire, sans même former de granulations cliniquement appréciables. C'est, au milieu du drame qui se déroule rapidement, un épisode tellement minime qu'il passe inaperçu ; on observerait cette forme surtout chez les jeunes sujets. Le cas de Manz concerne un enfant de deux ans et demi enlevé par une méningite, qui outre de l'adénite cervicale présentait des paupières œdématiées, dont les bords libres étaient érodés, sous la peau un nodule grisâtre, sur la muqueuse, des ulcérations: l'autopsie révéla une tuberculose généralisée, une granulie.

D'autres fois au cours d'une phthisie ordinaire, ou d'une tuberculose pulmonaire dont les lésions sont peu prononcées, voire latentes, le bacille, toujours par voie artérielle, arrive aux paupières, s'y fixe et fonde à ce niveau une nouvelle colonie microbienne. Pourquoi en cet endroit ? Parce que ce point plus ou moins affaibli par des luttes précédentes, au cours de quelque conjonctivite catarrhale, de quelque blépharite antérieure, n'a pu résister victorieusement à l'invasion. Citons comme exemple une observation de Gerin-Roze où l'on vit apparaître des ulcérations tuberculeuses des paupières chez un homme de trente-quatre ans, dont les poumons le larynx étaient déjà atteints et qui présenta des abcès froids sous-cutanés multiples, de l'adénite préauriculaire. Nous nous souvenons d'avoir observé à Grenoble en juillet 1901 dans le service de M. le Dr Cibert (Pavillon Chatin, salle C., femmes tuberculeuses) un cas très net de généralisation chez une marchande de chiffons de trente-cinq ans qui dans les dernières semaines de sa vie présentait de nombreuses granulations tuberculeuses des paupières. Elle avait eu auparavant à différentes reprises de la conjonctivite simple due aux poussières qu'elle soulevait en exerçant sa pénible profession. Le diagnostic, il est vrai, fut fait non pas bactériologiquement, mais par exclusion et par l'aspect des granulations qui ressemblaient bien à d'autres productions analogues parsemées sur la muqueuse buccale. Cette femme mourut avec des accidents méningés : à l'autopsie on trouva des tubercules dans presque tous les organes, au niveau de toutes les grandes séreuses.

On voit parfois après des opérations osseuses (grattages résections) des tuberculoses locales qui se généralisent rapidement par voie sanguine. Un cas de ce genre publié par Fontau (de Toulon) est remarquable en ce sens qu'un des premiers signes de la généralisation après un curetage d'une ostéopériostite maléollaire fut (outre l'aggravation de l'état général) l'apparition à la paupière supérieure de petites nodosités promptes à s'ulcérer, comparables à de petits orgelets confluents, dont les examens ultérieurs montrèrent la nature tuberculeuse. Les exemples de tuberculose palpébrale secondaire à une tuberculose latente d'autres organes ne sont pas faciles à démontrer ; on ne peut avoir que des présomptions. Tel le cas de Vieusse qui concerne une jeune fille de quinze ans aux antécédents héréditaires surchargés de tuberculose, devenue faible, sans appétit, s'enrhumant facilement mais ne toussant pas. L'examen des poumons était négatif, les amygdales grosses. Une tuberculose palpébrale survint chez ce sujet: il nous semble qu'il serait téméraire de la considérer comme primitive et plus rationnel de songer à une tuberculose secondaire, les lésions viscérales ou ganglionnaires n'étant pas appréciables cliniquement.

Enfin dans la majorité des cas, la propagation se fait *par continuité* ou *par contiguïté* ; la différence n'est pas grande entre ces deux genres, mais il est pourtant nécessaire d'établir la distinction, car la continuité implique un prolongement, une extension de la lésion initiale qui envahit les tissus sains jusqu'aux paupières, les parties malades formant un tout continu, tandis que par contiguïté une lésion du voisinage (c'est-à-dire des voies lacrymales du nez, de la face ou du globe oculaire) greffe à distance, sur le tissu palpébral sain, plus ou moins éloigné, une lésion analogue, en sorte qu'on a deux foyers morbides.

Le premier genre ne présente pas un intérêt aussi grand que le second puisque l'infection palpébrale n'est qu'un épisode banal au cours d'une affection évoluant depuis un certain temps. Dans cette catégorie entrent les variétés suivantes : 1° la tuberculose des culs-de-sac, du fornix, propagée à la conjonctive tarsienne : il est malheureusement difficile, quand les malades viennent consulter, de savoir par où a débuté le mal et de discerner si l'extension s'est faite du fornix à la paupière ou réciproquement. Cette variété doit être rare parce que très généralement les lésions tuberculeuses apparaissent sur la partie tarsale. 2° le lupus de la joue, du nez ou des voies lacrymales envahissant la paupière (inférieure surtout). Alors on observe de l'ectropion des ulcérations du voile palpébral, qui peut disparaître. Le lupus a peu de tendance à s'étendre sur la conjonctive (de Wecker) mais il produit des désordres presque irréparables, d'autant plus redoutables qu'après guérison les récidives sont communes.

Sans insister plus longuement sur ces complications peu intéressantes par elles-mêmes d'une maladie longue et soignée depuis longtemps, citons quelques lignes d'une observation de Luc, bien typique : « Début du lupus par la joue gauche, envahissement du nez, de la joue droite, du front ; énorme lupus exédens du nez. Œil gauche : paupière inférieure attirée en bas, la muqueuse convertie en tissu sec, se continuant uniformément avec la surface de la joue. Muqueuse de la paupière supérieure convertie en un tissu rougeâtre en partie cicatriciel ; pas de douleur. »

Dans la deuxième catégorie il faudrait ranger d'abord les observations d'une tuberculose du globe, de la conjonctive bulbaire ou de la cornée, inoculée à la paupière qui frotte sur cette surface malade ; mais nous n'avons trouvé aucun exemple probant et indiscutable.

En revanche, les exemples de lupus ou d'ulcérations bacillaires survenus chez un individu porteur d'un lupus de la face plus ou moins éloigné de l'œil, ne manquent pas. Citons deux cas de Vieusse publiés dans le *Bulletin de la Société française d'ophtalmologie* en 1889 (voir à la fin), diverses observations de la thèse de Luc (Paris 1883), du D' Vidal (cité in thèse Tacquet) de Wagenmann, de Kalt, de Leloir (th. Tavernier-Lille).

Il est bon de ranger dans cette même catégorie les cas qui succèdent aux dacryocystites, On en connaît actuellement un assez grand nombre, facilement explicables depuis que les rhinologistes ont démontré la fréquence dans le nez de lésions tuberculeuses qui se propagent aisément au sac lacrymal par le canal nasal. Du sac aux paupières le pas n'est pas grand ; la rétention de muco-pus est habituelle, le reflux facile quand on presse sur la petite tuméfaction que les malades aperçoivent vers la racine du nez. L'infection bacillaire de la conjonctive tarde d'autant moins qu'un peu de conjonctivite banale s'est déjà établie. Ce mécanisme est démontré par des observations telles que celle de Loidholt (thèse Merseburg, 1889). Il s'agit d'une tuberculose palpébrale secondaire à une dacryocystite avec suppuration du sac ; des ulcérations tuberculeuses siégeaient sur la muqueuse nasale et à la peau de la cuisse. Deux observations de Haab ont tout l'air de se rapporter à ce genre d'infection, bien que cet auteur considère la dacryocystite comme secondaire à la blépharite tuberculeuse. Notons aussi les cas de Knapp, de Proscher, enfin celui de M. Aurand (étudié in thèse Périé, Lyon 1900). La dacryocystite peut être d'allure bénigne et banale ce qui ne l'empêche pas de favoriser l'infection tuberculeuse des paupières par la conjonctivite qu'elle entretient: l'inflammation chronique qui en résulte se transforme bientôt en lésions spécifiques par l'apport de poussières ou de produits bacillifères quelconques tombés à la surface de l'œil et ensemencés en un terrain favorable.

Cette étude des dacryocystites nous engage à expliquer la genèse du gros abcès palpébral dont nous rapportons plus loin l'observation. La rétention dans un sac lacrymal enflammé peut être absolue, la cavité étant complètement fermée, au niveau du canal nasal comme au niveau des points lacrymaux. Qu'on vienne à presser sur la tuméfaction produite, de deux choses l'une: ou bien le sac est assez résistant et on ne constate que la rénitence de son contenu, ou bien les parois plus ou moins friables cèdent et le liquide se répand dans le tissu cellulaire voisin assez abondant et très lâche au niveau des paupières. C'est exactement ce qui est arrivé dans le cas de M. Rollet : un médecin(?) a écrasé la tumeur comme on écraserait un petit kyste synovial du poignet; le sac a résisté d'autant moins qu'il était très mince et altéré dans sa structure. Le pus a envahi la paupière, d'où production d'un abcès d'allure peu franche; les nombreux staphylocoques trouvés à l'examen bactériologique ont causé les phénomènes phlegmoneux qu'on a observés, mais n'ont pas empêché l'éclosion de phénomènes moins bruyants, mais plus tenaces ; une incision a vidé le pus et aurait suffi pour un abcès vulgaire, mais les bacilles avaient déjà cheminé dans les tissus et provoqué les lésions et les incidents dont on trouvera l'exposé détaillé dans l'observation.

En résumé, malgré les difficultés que présente souvent la recherche du processus étiologique et pathogénique de la tuberculose palpébrale, il est possible de classer à ce point de vue les différentes variétés de cette affection sous l'un des chefs suivants :

A. TUBERCULOSE PRIMITIVE.
- Après traumatisme : inoculation directe.
- Sans traumatisme
  - par réceptivité spéciale du terrain.
  - lupus primitif.

B. TUBERCULOSE SECONDAIRE.
- Infection par voie sanguine artérielle.
- Infection par continuité de . . .
  - tuberculose du fornix.
  - lupus de la joue, du nez ou des voies lacrymales.
- Infection par contiguïté de . . . .
  - tuberculose conjonctivale bulbaire ;
  - lupus de la face ;
  - dacryocystite tuberculeuse

SYMPTOMES

Des cas aussi disparates que ceux que nous venons de voir ne doivent point avoir la même symptomatologie ni le même aspect clinique. Il importe, lorsqu'un malade se présente à nous atteint d'une de ces formes, de pratiquer un examen méthodique pour rechercher les signes objectifs, les plus importants, et noter quelques signes fonctionnels accessoires. C'est en étudiant la forme la plus commune que nous montrerons comment il convient de pratiquer cet examen, après quoi nous saisirons d'autant mieux les différents aspects des autres variétés.

Le malade ne vient consulter que longtemps, deux, trois, quatre mois, un an même, après le début de son affection et l'interrogatoire prouve que ce n'est pas uniquement par négligence, mais parce que la gêne est minime, la douleur faible ou nulle, la difformité peu ou point apparente. Le praticien remarque, malgré les signes extérieurs de la santé, l'aspect lymphatique ou débile du sujet, chez qui les ganglions cervicaux engorgés, les cicatrices d'écrouelles, témoignent parfois de la faiblesse de ce terrain dit scrofuleux, où l'on trouve aisément l'action funeste des mauvaises conditions d'hygiène, de la syphilis héréditaire ou de l'alcoolisme des parents. Plus rarement le malade est déjà tuberculeux pulmonaire, ce qu'on devine plus ou moins à sa maigreur, à son air fiévreux, ce qu'on vérifiera tout à l'heure par une auscultation attentive.

Les yeux, ou plutôt l'œil atteint (rappelons-nous la rareté des lésions bilatérales) est à peine rouge et injecté comme dans une conjonctivite chronique bénigne, mais ce qui frappe, c'est le ptosis de la paupière supérieure, la plus fréquemment envahie. Plusieurs causes expliquent ce ptosis : l'œdème de la paupière, l'infiltration de la conjonctive, œdème dur qui gêne beaucoup le patient pour relever cette paupière, d'où le relâchement du muscle releveur, le droit supérieur, vite affaibli, d'où la perte de tonicité de l'orbiculaire. Dans quelques cas de véritables masses néoformées saillantes dans le cul-de-sac viennent encore faire obstacle aux mouvements. La paupière inférieure est assez souvent en ectropion par suite de l'infiltration de la conjonctive, par suite du manque de tonicité de l'orbiculaire dont les faisceaux sont dissociés par le tissu cellulaire œdématié, par suite de la croissance de masses qui repoussent en avant et détachent du globe oculaire le voile palpébral. L'œdème peut être assez considérable, la rougeur assez prononcée, pour ressembler à de l'érysipèle (Haab). Les bords libres des paupières sont parfois agglutinés, collés le matin au réveil par le muco-pus accumulé dans la nuit; plus rarement s'est creusé une ulcération, une sorte de coloboma (Gayet) ou bien formé de petits abcès analogues à des orgelets (Fontan). Les gros abcès sont exceptionnels et ont un autre siège que ceux-là.

Retournons la paupière : les lésions de la conjonctive tarsale affectent diverses formes qui ne représentent en général que les étapes successives de l'évolution des tubercules, plus ou moins modifiés par la réaction des tissus ambiants. Cette muqueuse est tuméfiée, rouge, épaissie ou même indurée, rugueuse ou mûriforme. Des granulations grisâtres, d'aucuns les ont vues gris bleuâtre légèrement saillantes ou exubérantes, sont semées çà et là ; on peut avoir quelque peine à en découvrir deux ou trois, on peut en compter une vingtaine (Lagrange) et plus. Quelques-unes sont jaunâtres au centre, analogues à des grains de millet, arrondies. En y regardant de près ou bien à la loupe, on voit qu'un certain nombre de granulations jaunâtres offrent dans la partie la plus élevée une perte de substance se traduisant par une petite ulcération (Vieusse). Cette ulcération augmente au fur et à mesure que les tubercules se caséifient et s'éliminent dans la sécrétion muco-purulente, si bien qu'au bout de quelques semaines ou de quelques mois, on a une plaie fongueuse d'une notable dimension, de deux ou trois millimètres à un ou deux centimètres de diamètre.

Examinée à ce moment de son évolution, elle constitue une deuxième forme de tuberculose palpébrale, la *forme ulcérée*. L'ulcération repose sur une paupière épaissie ou indurée (Parinaud), une zone d'infiltration dont les limites sont mal tracées ; les bords en sont taillés à pic (Gayet Lagrange), irréguliers, plus ou moins festonnés, bordés de petites granulations en voie d'évolution ; le fond en est recouvert par un exsudat gris jaunâtre assez facile à enlever par frottement et qui laisse à découvert une surface sanieuse, fongueuse, qui produit une sécrétion muco-purulente minime. On conçoit qu'il ne se forme pas d'abcès puisque les détritus se vident si facilement, puisque les lésions sont relativement superficielles et arrêtées presque toujours dans la profondeur par le tarse. A côté de ces tubercules évolués et ulcérés peuvent exister et existent en effet souvent des tubercules crus isolés, qui ne subiront que plus tard la fonte purulente (voir l'observation XVII de Haab).

Sur la conjonctive bulbaire se développe rarement un pannus, en général peu épais et peu vasculaire, qui par sa présence égare facilement le diagnostic, car on pense de prime abord au trachome.

Il est vrai que notre examen n'est pas encore complet : des symptômes importants siègent dans certains organes voisins. Les voies lacrymales doivent être explorées ; il faut s'assurer de leur perméabilité, de la présence de brides fibreuses, de masses fongueuses à leur intérieur, surtout voir si une pression modérée sur la région sacculaire ne fait pas refluer du muco-pus par les points lacrymaux. S'il existe une tumeur lacrymale, nous prendrons garde de ne pas l'écraser : l'observation que nous rapportons plus loin montre bien pourquoi.

Au moindre soupçon d'une affection nasale, se révélant par de la gène de la respiration, une sécrétion purulente, des épistaxis peu abondants, mais fréquents, il faut pratiquer un examen soigneux des méats, en particulier du méat moyen où débouche le canal nasal. Les observations de tuberculose nasale propagée au sac sont probantes et démontrent la nécessité de cet examen pour établir un diagnostic complet et un traitement rationnel.

La région cervicale sera palpée comme le recommandait déjà Haab pour rechercher si les ganglions lymphatiques tributaires des paupières sont engorgés, tuméfiés, ou même ramollis et fluctuants. Ces lymphatiques (étudiés avec une grande précision par Fuchs) forment un réseau superficiel pour la peau et le bord libre palpébral, un réseau profond pour la conjonctive tarsienne ; tous se rendent à deux groupes de vaisseaux, l'un interne ou nasal, l'autre externe ou temporal et, suivant les veines faciales antérieure et postérieure, aboutissent aux ganglions sous-maxillaires, préauriculaires et parotidiens. Le plus souvent on trouve un gros ganglion préauriculaire, d'autres fois un ou plusieurs ganglions sous-maxillaires, qui peuvent se caséifier, se ramollir et suppurer : maintes observations le prouvent (Gayet, Haab, etc.).

Des signes fonctionnels nous dirons peu de chose : la vision n'est atteinte que lorsqu'un pannus ou une autre complication cornéeuse se produit. La douleur est négligeable, seuls des picotements, la sensation de petits corps étrangers, un peu d'épiphora gênent le malade.

La fièvre n'est signalée dans aucune observation ; elle n'existe vraisemblablement que dans les cas qui compliquent une tuberculose viscérale, et relève alors de cette dernière.

Dans tous les cas, on devra s'enquérir de l'état des poumons et par une exploration attentive rechercher les signes du début de la tuberculose pulmonaire ou pleurale, encore que ces signes soient malheureusement difficiles à trouver et bien incertains dans leurs indications. Leur rencontre pourra aider puissamment au diagnostic clinique avant les recherches de laboratoire. Témoin un cas de Chevallereau et Chaillous (*Soc. d'ophtalm. de Paris*, 1901) où des signes de tuberculose du sommet gauche incitèrent ces auteurs à considérer comme tuberculeuse une ulcération de l'angle interne des paupières chez une fillette de neuf ans, diagnostic exact et vérifié ensuite.

Des oculistes, au lieu de ces formes communes de tuberculose palpébrale ont observé une forme végétante. Au lieu de petites granulations qui s'ulcèrent, les tubercules provoquent une réaction des tissus qui prolifèrent, produisent de petites tumeurs sessiles ou pédiculées (Pisenti-Mitvalsky), plates (Bronner), comparées à un bouton (Vieusse), à un gros bourgeon charnu (Armaignac) à un polype gros comme un grain de maïs (Pisenti), ressemblant à une crête de coq (Haab), à du frai de grenouille (Haab), à des papillomes, « végétations rougeâtres à surface framboisée et verruqueuse (Aurand, thèse Périé, Lyon, 1900), quelques-unes grosses comme de petits pois ». Mitvalsky décrit une « tumeur d'un centimètre de diamètre, polypoïde, circulaire, attachée à la conjonctive, en forme de gâteau d'un gris rouge sale avec de petits points blanc jaunâtre. La surface de cette tumeur est tomenteuse, couverte de granulations pâles qui surplombent la conjonctive voisine, de telle sorte qu'on peut promener une sonde par-dessous, tout autour de la tumeur. » Les nombreuses comparaisons des auteurs, cette description, montrent la diversité d'aspect de cette forme, dont il faut retenir le caractère hypertrophique, végétant.

Des symptômes bien différents de tous ceux que nous venons de décrire signalent l'abcès tuberculeux des paupières. Anatomiquement, en arrière du tarse, il n'y a presque pas de tissu conjonctif et d'autre part l'infection se faisant directement sur la muqueuse, il ne saurait y avoir là d'autre abcès que les petits abcès miliaires résultant de la caséification des tubercules. Ajoutons que le tissu fibreux très dense du tarse constitue en avant une barrière presque infranchissable à l'infection. Au devant du tarse, le tissu cellulaire est extrêmement abondant, très lâche : les abcès s'y développeront donc aisément, à une condition pourtant : c'est que par effraction le bacille pénètre jusqu'à ce tissu conjonctif, condition bien difficile à remplir, car si le traumatisme des paupières n'est pas rare il ne provoque constamment que des infections banales.

Dans le cas que nous étudions, la rupture de la tumeur lacrymale a rempli ces conditions, mais c'est là, avouons-le, une circonstance bien exceptionnelle. Gerin-Roze raconte dans une observation (n° XIII) qu'il y eut chez un malade, indépendamment d'autres lésions, « sous l'extrémité interne du sourcil droit, une petite tumeur de la grosseur d'un pois, dure, mobile, sans modification du tégument, donnant la sensation d'un ganglion lymphatique engorgé, et dont l'incision laissa écouler un pus séreux et gumeleux ». Mais cet abcès était l'analogue de quatre ou cinq autres développés sur différentes parties du corps (au bras, au pied, au coude, etc.) et n'avait du reste envahi qu'une petite partie de la paupière, dont la conjonctive portait de nombreuses ulcérations.

Nous osons à peine tenter avec notre unique cas une description des abcès palpébraux tuberculeux ; notons seulement l'œdème considérable, la rougeur et l'inflammation légère, la rénitence et la dureté du contenu, enfin et surtout la marche insidieuse, la difficulté de la guérison

par l'incision, l'apparition de granulations, de tubercules
jaunâtres, couleur sucre d'orge, entourés d'une légère
aréole rouge. Ces denierrs signes peuvent donner l'éveil
et engager à contrôler le diagnostic par les recherches
bactériologiques et anatomo-pathologiques, qui, particulièrement ici, sont nécessaires pour affirmer la nature
de l'abcès et le distinguer d'un phlegmon quelconque à
marche subaiguë ou chronique. (Voir l'observation I et
la photographie qui l'accompagne).

En dernier lieu et pour être complets, nous devons dire
quelques mots du lupus. Il ne saurait être question de
faire ici, à l'occasion de la tuberculose palpébrale, une
description des formes de lupus qu'on peut rencontrer
aux paupières.

D'ailleurs la nature tuberculeuse est encore quelque
peu contestée et si l'autorité de Koch doit nous faire
incliner pour la nature bacillaire de cette affection,
l'opinion contraire de Kaposi ne peutêtre méconnue
Nous voulons seulement rappeler qu'on considère
(Leloir) le lupus de Willan comme une forme peu
virulente de tuberculose tégumentaire, dont la lésion
élémentaire est le lupome ou tubercule lupique, cons-
titué par un petit nodule arrondi, miliaire, de la grosseur d'un grain de millet, faisant saillie sous l'épiderme.
Sa couleur a été comparée à celle du sucre d'orge, son
tissu est friable, mou, très vasculaire. Les tubercules
généralement groupés se développent constamment à la
périphérie de la plaque lupique, d'où accroissement pro-
gressif, mais indolore, tandis que les parties centrales ont
une tendance régressive, d'où production tantôt d'une
ulcération véritable, tantôt d'une atrophie cicatricielle

primitive. Dans tout lupus la tendance atrophique et cicatricielle est plus ou moins manifeste.

Ces caractères se retrouvent aux paupières, où le lupus
est presque toujours une extension de celui de la joue ou
du nez. Le lupus du nez, si fréquent, se propage facilement
par les voies lacrymales. — Voici par exemple une petite
malade de Kalt (observ. in thèse Tacquet) atteinte de
lupus du nez datant de plusieurs mois, de dacryocystite,
puis de conjonctivite. Et tandis qu'il y a de l'atrésie des
narines, sa dacryocystite ouverte a produit par rétraction
cicatricielle de l'ectropion de la paupière inférieure. Au-
dessous du point lacrymal, il y a un petit nodule tuberculeux de la conjonctive, propagé par la contiguïté. — De
même dans un cas du Dr Vidal (thèse Tacquet) où une
jeune fille de dix-huit ans, souffrant de lupus tuberculeux
ulcéreux de l'aile droite du nez, présentait en outre un
lupus de la conjonctive palpébrale inférieure. — Une
observation de Leloir (thèse Tavernier, Lille 1897) nous
montre la dacryocystite d'un scrofuleux se transformant
par l'apparition d'une fistule, dont les bords s'ulcèrent,
en un lupus demi-scléreux qui envahit l'angle interne de
l'œil, une partie de la joue et la racine du nez. Un jour,
apparaît sous la paupière inférieure gauche un petit bouton qui s'allonge sur la conjonctive tarsienne ; plus tard à
droite, tumeur lacrymale, fistule, conjonctivite, adénites
cervicales. — Dans une autre observation (même thèse),
une fillette de dix ans, affectée cinq ans auparavant d'em-
physème traumatique des paupières et de tumeur lacrymale présente de la conjonctivite. Les voies lacrymales sont
maintenant libres, mais on constate la présence de deux
placards lupiques, un sur la paupière inférieure, un sur la

paupière supérieure. — On voit par tous ces exemples l'allure clinique du lupus : au début il y a de l'ectropion, puis envahissement où même destruction de toute une paupière, ou bien atrésie cicatricielle de l'orifice palpébrale. Lailler a montré que dans le cas de rétraction de la paupière inférieure, la supérieure pouvait s'allonger pour occlure l'œil ; on est cependant souvent obligé d'intervenir chirurgicalement. Pour terminer, rappelons que le lupus est une tuberculose locale, sans tendance à la généralisation, mais sujet aux récidives.

En résumé les manifestations de la tuberculose palpébrale au point de vue symptomatique sont variées, mais explicables par l'étiologie du processus morbide développé sur un terrain plus ou moins favorable, par le siège des lésions et la constitution anatomique de la région, enfin par la façon dont réagissent les tissus contre un bacille plus ou moins virulent. Cette défense comporte essentiellement deux procédés : l'enkystement dans du tissu fibreux ou l'élimination par suppuration ; ils suffisent à eux seuls pour comprendre l'évolution de toutes les formes, tubercules crus, tubercules caséeux, abcès, ulcérations, végétations, enfin lupus dans ses nombreuses variétés.

MARCHE ET PRONOSTIC

Généralement la marche de ces productions tuberculeuses est lente ; l'évolution se fait en plusieurs années
dans les formes ulcéreuses et végétantes, et même lupiques ; la preuve en est dans ce fait que les malades ne
viennent consulter qu'après de longs mois. Cette règle n'a
rien d'absolu et l'on signale une marche rapide, chez
quelques jeunes malades surtout : les ulcérations gran-
dissent rapidement, les complications surviennent qui
aggravent la situation. Le nombre et la virulence des
bacilles sont pour beaucoup dans cette évolution : à preuve
les deux cas d'Ulrich (de Kœnigsberg) qui concernent un
homme de trente-deux ans et un enfant de dix mois :
chez le premier peu de bacilles, marche lente ; chez le
second bacilles nombreux ; marche rapide. Tous deux
avaient des antécédents tuberculeux (*Recueil d'ophtalmologie*, 1886).

Le pronostic est bon *quoad vitam*. Au point de vue
oculaire il est également favorable : la vision reste bonne
tant que les paupières ou la conjonctive sont seules
atteintes ; le ptosis et le larmoiement ne gênant presque

jamais le fonctionnement de l'œil. Mais, bien que le traitement enraye le plus souvent les progrès du mal, il faut compter avec les récidives ou les complications et réserver le pronostic quand le sujet est jeune, quand il vient consulter longtemps après le début, quand l'affection palpébrale est secondaire à une autre tuberculose.

COMPLICATIONS

Les complications sont provoquées les unes mécanique-
ment, d'autres par l'extension des lésions au globe oculaire, d'autres par les infections surajoutées, d'autres
enfin (et ce sont les plus terribles) par la généralisation de
cette tuberculose locale par voie lymphatique ou par voie
sanguine veineuse.

Nous hésitons à compter au nombre des complications
d'ordre mécanique l'ectropion et l'entropion produits par
la rétraction cicatricielle, le symblépharon très rare
(observation de Burnett); mais nous ne saurions manquer
d'y ranger le pannus cornéen et les kératites dont on
trouvera des exemples dans les observations de Haab,
Heinesdorf, Grunert, etc. L'inoculation à la conjonctive
bulbaire, l'extension à tout le globe oculaire ont été
observées (cas de Mauz, Milligan, Gayet, de Berardinis,
1902). Les infections surajoutées peuvent provoquer des
ophtalmies, voire de la pannophtalmie avec leurs consé-
quences désastreuses.

Mais ce qui paraît infiniment plus grave, c'est que cette
tuberculose d'abord locale peut se généraliser à tout l'organisme; le bacille charrié par le sang jusqu'au poumon

donne une phtisie redoutable. Les cas de Motais, de Cheney, d'Armaignac semblent être des exemples de cette complication, mais nous rappellerons la difficulté du diagnostic des tuberculoses viscérales, et la réserve qu'il faut garder avant d'affirmer qu'une généralisation est bien partie des paupières. Pour le cas d'Armaignac notamment, M. Motais, dans la discussion, formulait l'objection suivante : « Il n'y avait ni adénite préauriculaire, ni cervicale ; le bacille a donc été transmis par les veines ; or il semble étrange que des bacilles dans l'ophtalmique ne se soient pas arrêtés dans le cerveau. Ne serait-ce donc pas une conjonctivite tuberculeuse secondaire à une tuberculose latente du poumon ? »

La généralisation par voie lymphatique est plus certaine, facilement explicable et constatable par l'état des ganglions préauriculaires et sous-maxillaires, où la lutte contre l'envahissement des bacilles est souvent vive, ainsi qu'en témoignent les adénites simples ou suppurées dont on trouve les relations dans une quantité d'observations.

DIAGNOSTIC

Peut-on avant l'éclosion de ces fâcheuses complications
dépister la tuberculose palpébrale en faisant un diagnostic
précis, prélude d'un traitement rationnel? C'est ce que
nous verrons en examinant quelques affections avec lesquelles on risque de la confondre cliniquement :

La première et la plus importante est le *trachome*,
dont les granulations ressemblent aux granulations tuberculeuses; les caractères morphologiques sont si peu tran-
chés au début que la plupart du temps les cliniciens s'y
trompent et commencent par instituer le traitement ordinaire du trachome (sulfate de cuivre, nitrate d'argent,
cautérisations, etc.). Lagrange trouvait chez son malade
des « granulations offrant une analogie frappante avec
celles du trachome aigu, mais peut-être plus jaunes ».
Heinesdorf croit exciser un trachome et n'en reconnaît
la nature qu'à l'examen histologique. Pisenti pense enlever un granulome simple : c'était un granulome tuberculeux. Quoi qu'il en soit, nous essayerons de distinguer ces
deux maladies par les caractères suivants :

Dans l'étiologie du trachome, on découvre souvent la
contagion. La sécrétion est abondante, les paupières très

peu tuméfiées sont collées au réveil. Le malade éprouve une sensation continuelle de sable, de graviers, parfois de la douleur. Les granulations sont mollasses et rarement ulcérées. Le pannus est habituel, généralement épais et vasculaire. Enfin, symptôme important : au bout de quelque temps les deux yeux sont pris et les ganglions restent indemnes.

Dans la tuberculose au contraire, la notion de contage manque (la conjonctivite granuleuse est parfois inconnue dans le pays); l'affection s'est développée lentement ou après un trauma; elle est unilatérale; les paupières plus ou moins tuméfiées avec du ptosis ou de l'ectropion. La sécrétion de la muqueuse est minime (Armaignac, Motais, etc.) les corps granuleux peu saillants avec de l'induration de la paupière, d'aspect lardacé, devenant fongueux et s'ulcérant souvent après quelques semaines. Le pannus cornéen est moins vasculaire avec des nodosités à la surface; le reste de la cornée peut présenter de petites taches comme des nodules tuberculeux. L'engorgement ganglionnaire est très important.

L'état des poumons vient parfois corroborer les indications trouvées par ailleurs. Mais neuf fois sur dix, à cause de toutes ces nuances si délicates, si difficiles à apprécier, le praticien reste hésitant.

Devant une forme ulcérée, on pensera à la syphilis, à l'accident primitif, ou aux accidents secondaires et tertiaires. (On n'en pourrait trouver de meilleure preuve qu'un cas de Gayet.) Le chancre palpébral est unique, évolue sur le bord libre, rarement sur la conjonctive et la peau; il y a de l'œdème de la région et de l'adénopathie cervicale ou préauriculaire; la paupière renversée, on est

en présence d'une ulcération superficielle surélevée et
grisàtre reposant sur une base indurée caractéristique.
Les douleurs et l'inflammation sont très modérées.
L'évolution lève rapidement les doutes car la cicatrisation
spontanée survient laissant subsister longtemps l'induration pathognomonique.— A la période secondaire, les
nombreuses manifestations cutanées ou muqueuses répan-
dues sur tout le corps, la céphalée, les douleurs ostéo-
copes attirent de prime abord l'attention et conduisent à
rattacher immédiatement l'affection palpébrale à l'infection générale. — A la troisième période, les gommes
« exposent à des méprises d'autant plus fréquentes que
leur apparition se fait à une époque où les accidents pré-
coces ont déjà évolué et où les commémoratifs remontent
loin. » Comme pour la tuberculose, les gommes siègent
sur le tarse ; les granulations font, il est vrai, défaut mais
l'évolution, l'allure et l'aspect de ces gommes ulcérées
peuvent être identiques à ceux des tubercules. Le traitement spécifique intensif (mercure et iodure de potassium)
aurait une influence heüreuse qui éclairerait le diagnostic
si d'autres procédés scientifiques ne permettaient de
formuler un jugement certain.

Ce sont encore ces procédés qui, en présence d'un
épithélioma (déjà soupçonné en raison de l'àge avancé du
malade, de la marche envahissante, de la tendance aux
hémorragies) trancheront le différend.

Les formes végétantes ne se distinguent en rien des
papillomes. L'observation du Dr Aurand nous montre
qu'il faut y penser et recourir immédiatement à l'excision
et à la biopsie.

Le lupus aux aspects très variés, à la marche parfois

si bizarre peut être confondu avec une foule d'autres affections. cutanées à un moment quelconque de leur évolution. N'oublions pas que même dans les formes banales de tuberculose au début on pourrait parfois à cause de l'œdème et de l'inflammation penser à de la conjonctivite purulente, à de l'érysipèle (Haab). Enfin, comme dans le cas de M. Rollet, on ne se préoccupe d'abord que de la dacryocystite, pour n'en venir à l'affection palpébrale que plus tard en pensant à un abcès simple à staphylocoques ; on s'empresse de l'ouvrir, l'écoulement d'un pus séreux et grumeleux, de petites masses caséeuses donne l'éveil ; l'exploration de la cavité montre qu'on n'a pas affaire à quelque abcès froid d'origine osseuse, on songe alors à la tuberculose, mais les recherches histologiques et bactériologiques sont indispensables, dans ces ca comme dans tous les autres, pour affirmer la nature bacillaire de la maladie.

ANATOMIE PATHOLOGIQUE

Pour ce diagnostic anatomo-pathologique et bactériologique trois procédés au moins, basés sur l'observation
et l'expérimentation, sont nécessaires et suffisants :

1° Examen d'un fragment de tissu suspect (fongosités
ou végétations), pour rechercher le follicule tuberculeux ;

2° Examen d'un fragment de tissu coloré d'une manière
spéciale pour y rechercher le bacille de Koch ;

3° Inoculation aux animaux de pus ou de fongosités.

Nous ne saurions à l'occasion de cette courte étude
décrire les nombreux détails de technique usités pour
fixer et durcir la pièce, l'inclure, la couper, la colorer et
la monter ; supposons l'opération faite et notre coupe sous
l'objectif du microscope. Nous devons y trouver la granulation tuberculeuse élémentaire ou follicules de Kœster,
c'est-à-dire la cellule géante avec sa couronne de cellules
épithélioïdes et la zone des cellules embryonnaires infil-
trées tout autour. Qu'on observe alors des tubercules
isolés, des granulations miliaires, ou une infiltration
diffuse, peu importe, la cellule géante constitue l'unité
anatomique à rechercher puisqu'elle se retrouve dans

toute affection tuberculeuse, même dans le lupus (Schuppel, Friedlænder). C'est elle qui constitue le lien rattachant entre elles les catégories qu'a voulu isoler Sattler, les suivantes :

A. — Formes ulcéreuses sans réaction locale considérable. Tubercules miliaires avec peu de granulations. Bacilles rares.

B. — Formation de nodules grisâtres de la grosseur d'un grain de chènevis, rarement ulcérés. Peu de bacilles.

C. — Granulations prédominent : mêmes éléments que dans les arthrites fongueuses, cellules géantes, etc.

D. — Lupus de la conjonctive (lié au précédent parce que l'inoculation au lapin produit une tuberculose typique).

Mitvalsky veut ajouter au premier groupe une variété où l'on a un véritable polype de la conjonctive du tarse, et ranger à part la conjonctivite hyperplastique. Il faudrait peut-être bien faire un groupe spécial de cette forme végétante dont les exemples deviennent assez nombreux, c'est l'opinion de M. Eyre (*Arch. of ophtalmology*, 1900) qui reconnaît à la tuberculose conjonctivale primitive deux formes : l'une ulcérée, l'autre constituant une tumeur inflammatoire ; cette tumeur inflammatoire a l'un des aspects suivants :

a) Nodules sous-conjonctivaux grisâtres multiples (de la grandeur d'un grain de chènevis.

b) Granulomes papillaires arrondis,

c) Excroissances en forme de crête de coq.

d) Tumeur pédiculée comme un papillome ou un fibrome de la conjonctive tarsale.

Enfin, il nous semble que la forme abcédée aussi est à noter et doit prendre place à côté des autres.

Il faut retenir de toutes ces classifications artificielles d'un intérêt scientifique discutable, la diversité d'aspects de groupement des follicules tuberculeux plus ou moins évolués et transformés par les réactions ordinaires des tissus (prolifération des éléments conjonctifs fibreux, ou phagocytose et suppuration).

« La cellule géante, le follicule peuvent être rencontrés dans un certain nombre de lésions, syphilitiques, farcineuses, ulcères simples chroniques, etc. dont la nature non tuberculeuse ne saurait être discutée ; cellules géantes, follicules tuberculeux ne constituent pas une caractéristique anatomique certaine de la tuberculose. Le bacille en est considéré jusqu'ici comme la marque incontestable. » (Du Castel). D'où la nécessité de rechercher ce bacille sur les coupes d'abord, dans le pus ou les fongosités ensuite. Sur les coupes cela n'est pas toujours facile : si l'on trouve aisément ce microbe dans les ulcérations, il est fort rare dans le lupus et les faits négatifs ne sauraient avoir grande valeur, car il faut une certaine patience, un examen prolongé sur des coupes nombreuses pour rencontrer ce bacille typique : Koch n'a-t-il pas examiné jusqu'à quarante-trois coupes avant d'arriver à découvrir un premier bacille?

La recherche directe de ce microorganisme dans le pus est déjà plus facile, mais n'est possible que dans les cas où on peut recueillir quelques gouttes de ce liquide; la quantité de meuco-pus ordinairement accumulée dans les culs-de-sac est insuffisante; on aura recours à ce procédé pour les abcès et le pus des dacryocystites. On voit dans notre observation I qu'il n'a donné aucun résultat : il en sera fréquemment ainsi.

Les cultures sont faisables avec des quantités infimes de pus, mais malheureusement le bacille de Koch se cultive mal dans les milieux ordinaires (non glycérinés) et les autres microbes de la suppuration pourront bien l'empêcher de foisonner, de sorte qu'il passera inaperçu. C'est peut-être ce qui est arrivé dans un des examens bactériologiques pratiqués à l'occasion de notre abcès palpébral : un ensemencement en bouillon n'a donné que du staphylocoque.

L'inoculation aux animaux est plus sûre, mais ne donne de résultats qu'au bout d'un certain nombre de semaines : le lapin et le cobaye sont les victimes désignées de ces expériences en raison de leur réceptivité spéciale pour la tuberculose. Dans la chambre antérieure de l'œil du lapin, les débris tuberculeux injectés provoquent au bout de deux ou trois semaines une poussée inflammatoire, de l'iritis, de l'uvéite antérieure dont on peut alors suivre pas à pas l'évolution tant que la cornée reste transparente.

Le cobaye sera inoculé : 1° sous la peau de la face interne des cuisses ; 2° dans le péritoine. Si la première expérience donne un résultat positif on perçoit au bout de quinze jours à trois semaines une adénite inguinale, un bubon tuberculeux et au bout d'un mois ou deux, une tuberculose généralisée. La deuxième expérience sur le cobaye est probante, quand en quelques jours on observe une péritonite; on vérifie bien entendu la présence du bacille de Koch dans ces lésions.

Il faut injecter des fragments d'une certaine dimension, « de gros morceaux » (Leloir), surtout pour les formes à évolution très lente où les bacilles sont en très petit nombre. — Tous ces essais peuvent être répétés avec les ganglions surtout s'ils sont caséifiés et suppurés.

Enfin, notons en terminant deux moyens applicables seulement aux cas de tuberculose primitive : l'injection de tuberculine de Koch, peu employée en France (malgré la recommandation de Grasset), et le séro-diagnostic de Courmont, ce second moyen bien préférable au précédent, probant quand il est positif et absolument inoffensif.

Tels sont les procédés d'investigation actuellement à notre disposition pour reconnaître la tuberculose palpébrale, affirmer le diagnostic et permettre de commencer un traitement convenable.

TRAITEMENT

Le même traitement général convient à tous les malades, que leur tuberculose soit primitive ou secondaire : du moment que le bacille se développe chez eux, il faut fortifier l'organisme et lui donner le moyen de lutter contre l'extension du mal, de réparer les pertes qu'il a subies.

On se montre actuellement un peu moins enthousiaste des médicaments soi-disant curatifs ; on donne moins d'iodoforme, de créosote, de gaïacol, d'arsenic à l'intérieur ; on veille plus à l'intégrité de l'appareil digestif, au bon fonctionnement de l'estomac et l'hygiène alimentaire prend une place prépondérante. La suralimentation, l'huile de foie de morue (si elle est bien supportée), la zomothérapie, jouissent d'une faveur presque universelle. Si on y joint la cure d'air, le repos physique et moral, ou aura posé les bases du traitement général.

Au traitement local on demande, soit d'atténuer ou de tuer sur place les bacilles, soit de modifier ou détruire les tissus malades, soit d'extirper en totalité la zone infectée.

Les antiseptiques répondent au premier de ces buts : massages iodoformés, badigeonnages de chlorate de potasse, injections de sublimé. Si l'on s'en rapporte aux affirmations de Lagrange, les massages avec de l'iodoforme auraient une réelle efficacité. — Les Allemands ont employé l'injection de tuberculine *loco dolenti* (Albraudt) : le résultat ne semble pas brillant et la méthode reste peu recommandable.

On modifie les tissus, on détruit les follicules par les agents physiques, par le feu, la chaleur ou les agents chimiques (nitrate d'argent, sulfate de cuivre, sels de mercure, etc.). Le thermo ou le galvanocautère sont faciles à manier et agissent à l'instant au point précis qu'on veut atteindre.

L'action des caustiques chimiques est plus lente et moins sûre, car ils ne pénètrent pas dans la profondeur et on limite moins bien leur action. Parfois on commence par scarifier la paupière qu'on cautérise ensuite (Lupus). La rétraction cicatricielle n'est à craindre que si le tissu des tarses est modifié, si cette lame fibreuse se recroqueville.

Tous ces procédés s'effacent devant cet autre vraiment chirurgical : l'extirpation par l'instrument tranchant (curette ou bistcuri). Cette extirpation des parties malades doit être complète pour être efficace, c'est-à-dire qu'on ne s'arrêtera dans l'exérèse qu'en plein tissu sain. Si des fongosités avaient échappé, une cautérisation active serait indiquée. C'est là le procédé de choix de presque tous les auteurs dans les formes si communes ulcérées ou végétantes.

Les abcès palpébraux seront ouverts, leurs parois curetées, cautérisées au besoin, comme l'a fait M. Rollet chez son malade. Si la collection était sous la dépendance d'une dacryocystite chronique, il serait rationnel de faire l'ablation du sac et de supprimer la cause première de la suppuration. On tentera dans tous les cas la réunion par première intention pour des raisons chirurgicales (guérison plus rapide, infections secondaires évitées), pour des raisons d'esthétique ; une cicatrice en pleine figure présentant chez une personne jeune des inconvénients sur lesquels il est inutile d'insister. L'incision sera parallèle à l'axe de la paupière et faite sur la peau, non sur la muqueuse ; à la face postérieure la cicatrice ne serait sans doute pas visible, mais la désinfection incommode ; le pus baignerait l'œil et l'on intéresserait le tarse.

Dans les cas anciens, lorsque des brides cicatricielles produisent des déformations de la paupière telles que l'ectropion ou l'entropion, lorsque l'ablation des ulcérations ou des tubercules laisse des pertes de substance considérables, il est indiqué de recourir aux nombreuses opérations autoplastiques qui redonneront à l'organe sa forme, à l'œil son voile protecteur.

OBSERVATIONS

Nous donnons en premier lieu l'observation inédite de
M. Rollet, d'une part en raison de son importance toute
spéciale comme fait nouveau et exceptionnel, d'autre
part comme exemple très démonstratif de la marche à
suivre dans la recherche scientifique du diagnostic par
l'histologie et la bactériologie.

Les autres observations sur lesquelles nous nous sommes appuyé pour la rédaction de ce travail sont classées à
la suite par ordre alphabétique de noms d'auteurs, cet
ordre paraissant plus commode pour la recherche des
faits détaillés auxquels nous renvoyons parfois au cours
de la dissertation.

Il était difficile de les classer autrement, une même
observation renfermant quelquefois deux exemples de
formes différentes (ulcérée en un point, granuleuse ou
végétante ailleurs) ou encore une certaine forme du début
se transformant au cours de la maladie (et à la lecture de
l'observation) en une autre : telle la forme granuleuse
devenant ulcérée.

Quelques-unes de ces notes cliniques sont aussi fort
courtes, mais nous les citons parce que tel détail que

l'auteur a mis en vedette a son importance au point de vue de la description ou de la discussion.

Voici en gros et sans grande précision (pour les raisons que nous venons d'exposer) la nomenclature, la statistique de ces observations :

Une se rapporte à la forme abcédée : n° 1.

Huit se rapportent surtout à la forme granuleuse : n°ˢ 4, 11, 14, 15, 17, 18, 19, 21.

Vingt se rapportent surtout à la forme ulcérée : n°ˢ 2, 3, 6, 7, 8, 9, 10. 12, 13, 20, 22, 24, 25, 27, 28, 29, 31, 32, 33, 34.

Quatre se rapportent surtout à la forme végétante : n°ˢ 5, 16, 26, 30.

Deux se rapportent surtout à la forme lupique : n°ˢ 23, 35.

OBSERVATION I (inédite)
(prise dans le service de M. le Dʳ ROLLET).

Abcès tuberculeux palpébral d'origine lacrymale.

Mᵐᵉ R..., cultivatrice à Lentilly (Rhône), vingt-deux ans, se présente au commencement de janvier 1902 dans le service de M. le professeur agrégé Rollet pour une affection de l'œil gauche.

Rien à signaler dans les antécédents héréditaires, si ce n'est la présence d'adénite cervicale bacillaire chez un frère âgé de trente six ans.

Il y a environ six ans, la malade fut atteinte d'une affection des voies lacrymales caractérisée par de l'épiphora dû à leur oblitération : en effet après un débridement des conduits on passa des sondes et une amélioration notable se produisit ; la guérison ne fut pourtant jamais complète car la moindre cause d'irritation (froid, vent, etc.) provoquait de nouveau du larmoiement de l'œil gauche.

Dans les premiers jours de décembre 1901, une tumeur de la grosseur d'une noisette apparut près de l'angle interne de cet œil. Un médecin consulté aurait écrasé cette tumeur sous son pouce (?). Quoi qu'il en soit il est vraisemblable que le sac s'ouvrit dans les tissus de la paupière inférieure, car à la suite de cette manœuvre cette paupière se boursoufla, la peau rougit et la malade qui était sur le point de se marier vint, pour se débarrasser rapidement de ce mal, voir un oculiste lyonnais qui ponctionna avec la seringue de Pravaz et ordonna une pommade. Une fistule s'établit à la suite de cette ponction et la tumeur ne fit que grossir jusqu'aujourd'hui.

Actuellement on constate une tuméfaction considérable occupant tout le bord orbito-palpébral inférieur gauche ; cette tumeur qui dans sa forme générale ressemble à une grosse tranche de mandarine, est recouverte d'une peau violacée et présente une fistulette à son bord interne. (Voir la photographie ci-jointe). On fait refluer une grande quantité de larmes et de sérosité en appuyant sur le sac lacrymal qui, lui aussi, participe à l'inflammation de la région. M. Rollet incise : écoulement de sang et de pus.

Le lendemain en renouvelant le pansement souillé on perçoit une induration profonde de la région.

Le 9 janvier, une nouvelle poche de pus est ouverte au bistouri et un petit drain laissé dans la plaie ; deux jours après on enlève le drain, le sac plus apparent par l'affaissement de l'abcès palpébral montre par la pression qu'il est plein de larmes.

Le 14 janvier la guérison se faisant attendre, on enlève le sac.

Celui-ci est énorme, à parois épaisses, laisse écouler à son ouverture une grande quantité de pus et de masses caséeuses.

On constate nettement la dépendance du sac et des abcès palpébraux ouverts antérieurement. Au premier pansement la cicatrisation de la plaie opératoire est complète.

A la pression plus de pus ; un peu d'induration persiste à la paupière inférieure. 22 janvier : exeat, guérison.

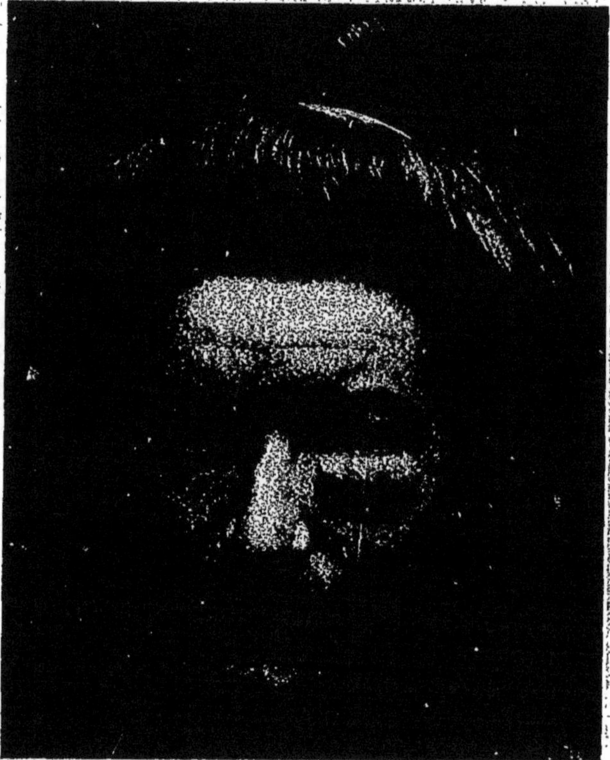

Abcès tuberculeux palpébral d'origine lacrymale.

Douvier.

En février on revoit la malade : la partie interne de la paupière est libre et mobile, pas de pus à la pression du sac.

Pas de sécrétion purulente conjonctivale; toujours un peu d'induration de la paupière.

Enfin le 21 mars la malade rentre dans le service : la paupière présente de nouveau un état œdémateux, de l'infiltration ; deux petits tubercules jaunâtres, couleur sucre d'orge, entourés d'une légère aréole rouge, analogue au lupome, un peu en dehors de la région sacculaire. Un semblable en dehors, sous la commissure externe, une grosse masse dure, vaguement fluctuante, sous le bord ciliaire, dans toute la moitié externe de la paupière inférieure.

Le 27 mars, anesthésie; un coup de curette à chacune des trois petites tumeurs; incision de la grosse masse; il en sort des fongosités rosées, quelques-unes jaunâtres, analogues aux fongosités tuberculeuses. La cavité pourrait loger une petite amande. Thermocautère. Pansement à plat.

Fin mars la cicatrisation est à peu près complète mais la paupière toujours œdématiée.

14 avril, la malade vient à l'Hôtel-Dieu: guérison complète, cicatrices peu visibles.

18 décembre 1902. — La malade, à qui on écrit, répond qu'elle ne peut pas venir parce qu'elle est nourrice. Elle est très satisfaite de l'opération, elle pleure un peu au vent d'hiver.

Examen bactériologique du pus de l'abcès palpébral recueilli le 6 juin.

L'examen direct du pus n'a donné aucun résultat.

Ensemencé en bouillon il a donné une culture homogène en vingt-quatre heures. Celle-ci était uniquement formée de cocci en diplo. Mais surtout de petits amas de quatre ou cinq cocci. Tous gardaient le Gram.

Donc staphylocoque.

Examen histologique des fongosités enlevées le 27 mars.

Sur les coupes ces fongosités très fermes, en grande partie

formées d'un feutrage connectif délié, offrent çà et là des amas
nodulaires de cellules granuleuses troubles en vitrification.
Cela suffisait déjà à faire regarder la nature tuberculeuse comme
très probable, si l'on n'était arrivé à trouver sur une des coupes
une cellule géante typique.

Examen bactériologique de fongosités de la paupière enlevées
le 27 mars.

Le cobaye inoculé le 27 mars est mort le 2 mai, ne présentant
qu'un petit ganglion lombaire farci de granulations blanches !
Ces granulations écrasées et colorées au Ziehl montrent des
bacilles de Koch en petite quantité.

OBSERVATION II

(ALBRAND-WALTER, résumée in *Archives d'ophtalmologie*, 1892.)

Tuberculose palpébrale chez une jeune fille de dix-sept ans
sans autres concomitants tuberculeux que des engorgements
ganglionnaires préauriculaires et parotidiens du même côté. La
nature tuberculeuse de cette affection de la paupière supérieure
fut prouvée par l'examen histologique et bactériologique et
l'inoculation.

La malade fut traitée par plusieurs séries d'injections de
tuberculine de Koch du commencement de décembre 1890 jusqu'à la fin de février 1891. L'amélioration fut telle qu'on put
croire la malade guérie : un mois après, la récidive était manifeste. — A noter la présence d'un petit chalazion qui n'éprouva
par l'injection aucune réaction locale.

OBSERVATION III

(M. Armaignac, de Bordeaux, *Soc. franç. d'ophtalmologie*, mai 1897.)

Tuberculose primitive de la paupière et de la caroncule lacrymale, généralisation au poumon et au larynx : mort.

Les cas de tuberculose primitive des paupières ne sont pas très rares : mais celui que je vais rapporter diffère, je crois, de tous ceux qui ont été publiés par la façon singulière dont il a évolué et qu'on peut résumer de la façon suivante :

M. D..., trente et un ans, éprouvait depuis janvier 1891 une gêne dans les mouvements de la paupière supérieure gauche. Il existait au bord libre de cette paupière une petite encoche qui, au moment de mon examen, 24 juin 1891, atteignait 5 millimètres de hauteur et était la terminaison d'un sillon profond qui partageait la face muqueuse de la paupière en deux moitiés : la moitié interne était rugueuse, couverte d'aspérités dures, blanchâtres entre lesquelles régnaient des sillons profonds et sanieux. La moitié externe était au contraire unie, un peu rouge, et présentait vers son centre une saillie plate, à relief à peine marqué, plus rouge que le reste de la muqueuse et paraissant dépourvu d'épithélium. L'œil lui-même ne présentait aucune lésion et la vision était excellente. En retournant la paupière inférieure, on trouvait sous sa face muqueuse trois taches jaunâtres sans dépression ni relief sensible, larges comme une lentille. Il n'y avait dans le voisinage de l'œil aucun ganglion engorgé.

Au mois de décembre, M. D... vint me voir pour me montrer un gros bourgeon charnu qui s'était développé rapidement en quelques semaines dans l'angle interne de l'œil gauche, au-dessus de la caroncule et empiétant même un peu sur cet organe. Ce bourgeon, gros comme un noyau de cerise, était bilobé et recouvert d'un exsudat grisâtre. J'en fis l'excision, et l'examen microscopique démontra l'existence, dans la tumeur,

— 53 —

de nombreux nodules tuberculeux renfermant jusqu'à trois et
quatre cellules géantes.

Dans l'intérieur de ces nodules, ou au centre même des
cellules géantes, on trouvait quelques bacilles tuberculeux
parfaitement caractérisés.

A la fin de juin 1892, un an après mon premier examen, l'état
local était excellent, mais il n'en était malheureusement pas de
même de l'état général. Depuis quelques mois en effet M. D...
avait commencé à maigrir, à tousser et à perdre la voix. Une
attaque d'influenza survenue sur ces entrefaites ne fit qu'aggraver
la situation et on put constater que le malade était atteint de
laryngite tuberculeuse et de tuberculose pulmonaire.

Traitement : badigeonnages au chlorate de potasse (solution
saturée) quatre fois par jour et injections de sublimé à 1 p. 500,
tous les huit jours.

OBSERVATION IV

(De Berardinis, *Annali di Ottalmologia*, 1902, p. 477.)

Tuberculose de la conjonctive.

Femme de vingt-quatre ans, strumeuse au plus haut degré,
présente une forme granulomateuse diffuse de toute la conjonctive tarsienne aux deux paupières et de la surface bulbaire.
Tous les traitements ayant échoué, le globe gauche s'atrophia et
le droit pouvait à peine compter les doigts. Le début de
l'affection remontait à six ans. Aucune lésion pulmonaire. —
Dans la sécrétion oculaire fréquemment examinée, une seule
fois l'auteur put constater le bacille tandis que toutes les
inoculations dans la chambre antérieure des lapins donnèrent
des résultats positifs.

OBSERVATION V

(Bronner, *Revue d'ophtalmologie*, 1897.)

Jeune fille, strumeuse de seize ans soignée et guérie de tumeurs tuberculeuses des narines.

Quelques semaines plus tard on trouve chez elle une tumeur plate rougeâtre de la conjonctive palpébrale inférieure droite.

On enleva la grosseur et cautérisa l'endroit avec le nitrate d'argent. Trois fois on observa la reproduction avec des intervalles de trois à quatre semaines. Le traitement fut toujours le même et la guérison paraît maintenant définitive.

Au microscope, nodules typiques avec cellules géantes.

Bronner fait remarquer la croissance rapide, l'absence d'ulcération et la guérison de la tumeur.

OBSERVATION VI

(Burnett, *Arch. für Augenheilkunde*, 1891.)

Jeune nègre de quinze ans. OEil gauche : symblépharon avec épaississement des paupières, état granuleux de la conjonctive et quelques pertes de substance isolées. L'œil droit, moins malade, a les paupières tuméfiées et la conjonctive recouverte de nodosités. La cornée est trouble, avec vascularisation, difficile à examiner. Le sujet voit les doigts à un mètre ; ses parents et leurs cinq autres enfants n'avaient rien aux yeux et jouissaient d'une excellente santé. La maladie dure depuis trois ans ; les ganglions préauriculaires sont pris. — L'examen microscopique des nodosités démontre la présence de cellules géantes et de bacilles de Koch.

Dix-huit mois après, état notablement aggravé. A gauche symblépharon complet, paupières encore plus tuméfiées, la cornée grisâtre permet à peine de distinguer l'iris.

Poumons atteints : dans les crachats bacilles et cellules géantes.

OBSERVATION VII.

(Cheney, de Boston, résumé in *Annales d'oculistique*, 1890.)

Enfant de onze ans, se présentant avec du larmoiement de l'œil gauche, un peu de sécrétion jaunâtre et de l'œdème de la paupière supérieure. — La paupière renversée, on voit sur la partie antérieure du tarse une ulcération ovale de 6 millimètres sur 4 millimètres, les bords surélevés, la surface couverte de granulations grises et dures, saignant facilement. — Ganglions préauriculaires gauches gonflés. — Signes pulmonaires négatifs, pas de crachats.

Examen microscopique : bacilles de Koch dans l'ulcère.

Plus tard cet ulcère grandit, d'autres se développent à côté, les ganglions cervicaux gonflent à leur tour. Examen de la gorge et du nez négatif. — La malade s'affaiblit, est prise de fièvre et meurt cinq mois après de tuberculose pulmonaire (à droite) et de tuberculose des ganglions mésentériques.

OBSERVATION VIII (résumée)

(MM. Chevallereau et Chaillous, *Société d'ophtalm. de Paris*, 1901.)

Tuberculose palpébrale.

Ulcération irrégulière recouverte d'un léger exsudat à bords indurés et occupant tout l'angle interne des paupières droites sur une longueur d'un centimètre chez une fillette de neuf ans qui présentait un engorgement du ganglion préauriculaire et des ganglions sous-maxillaires ainsi que des signes de tuberculose au sommet du poumon gauche.

Un fragment de tissu morbide inoculé à un cobaye a provoqué une tuberculose expérimentale bien nette.

OBSERVATION IX

(Fontan, *Recueil d'ophtalmologie*, oct. 1886.)

L...., vingt-quatre ans, soldat au 61ᵉ de ligne, entre à l'hôpital de Toulon pour une ostéo-périostite fongueuse de la malléole externe. Après trois mois de traitements divers, révulsifs, drainage, etc., le coussinet fongueux de la région malléolaire était devenu très volumineux; l'état général périclitait quoiqu'il n'y eût pas de tuberculose pulmonaire manifeste. Je me décidai à faire le curage complet des portions dégénérées. L'opération pratiquée le 10 mai enleva une volumineuse masse de fongosités, une épaisse couche de tissus lardacés, sacrifia une ellipse de peau assez étendue et atteignit le périoste de la malléole et la gaine des péroniers. Puis le champ opératoire fut bourré d'iodoforme et le malade d'huile de foie de morve, poudre de viande, etc.

Tout alla bien du côté de la plaie et je me serais fort applaudi du résultat, si je n'avais vu à la paupière supérieure se développer de petites nodosités promptes à s'ulcérer et qui m'alarmaient d'autant plus que l'amaigrissement, les sueurs, la diarrhée, augmentaient progressivement. Ces nodosités de la paupière supérieure occupaient le bord ciliaire et auraient pu être comparées à de petits orgelets confluents, mais elles devinrent rapidement jaunes, étant formées d'une matière caséeuse qui s'apercevait à travers un soulèvement épidermique translucide. De plus, en renversant la paupière, on voyait sur la muqueuse tarsienne une ulcération à fond jaunâtre entourée d'un bord élevé, induré et formé lui-même de petites granulations jaunes.

Pansement à l'iodoforme.

Les jours suivants, L.. qui avait de lui-même substitué la vaseline à l'iodoforme souffrit beaucoup plus. L'inflammation s'était éveillée, la rougeur développée dans le cul-de-sac conjonctival et l'ulcération s'était recouverte d'une fausse membrane grise d'un vilain aspect. Je la détachai avec une curette et pansai de nouveau à l'iodoforme. Malheureusement l'état général devint rapidement très grave et une pleurésie diaphragmatique enleva le malade en peu de jours.

Autopsie. — Tubercules partout : toutes les grandes séreuses en étaient couvertes; le rein et le poumon également.

Sur un fragment de paupière détaché, l'examen histologique fournit les résultats suivants: sur une coupe verticale, perpendiculaire au milieu de la paupière, on peut voir que la région d'implantation des cils, celle des glandes de Meibonius et tout le cartilage tarse sont fortement enflammés et semés de cellules embryonnaires. Le tarse lui-même sert de fond à l'ulcère qui a pour limite supérieure le terrain des glandes de Krauss. Tout le fond de l'ulcère est formé: 1° d'une couronne fibrineuse diphtéroïde qui contient nombre de leucocytes; 2° d'un lit de cellules embryonnaires banales; 3° d'une zone plus profonde composée de tubercules presque tous en voie de fonte caséeuse. Les plus superficiels forment des masses caséeuses épaisses à centre jaune. Les plus profonds et ceux des bords de l'ulcère sont des granulations crues, translucides, à aréole embryonnaire. Quelques-uns sont de simples agglomérations de cellules géantes. Les nodules tuberculeux se sont infiltrés dans le cartilage tarse, à travers lequel la diffusion embryonnaire et néoplasique se fait manifestement le long des vaisseaux qui y circulent. Ces vaisseaux ont en effet, une atmosphère celluleuse lâche qui admet plus facilement une invasion d'éléments nouveaux que le tissu compact qui porte le nom de cartilage tarse.

En définitive : ulcération tuberculeuse. Cette tuberculose était conjonctivo-palpébrale, secondaire, ayant éclaté au cours d'une généralisation miliaire aiguë et avait tendance comme beaucoup de plaies tuberculeuses à subir la complication diphtéroïde.

OBSERVATION X

(GALLEMAERTS, *Polyclinique de Bruxelles*, 18 mars 1898).

Enfant de cinq ans atteint de scarlatine en 1896. Deux mois après l'œil gauche devient rouge. Fin janvier 1897, le ganglion pré-auriculaire est pris, s'abcède et s'ouvre à l'extérieur le 7 février. La paupière inférieure présente une large ulcération occupant la conjonctive palpébrale, les bords en sont irréguliers, festonnés. Les ganglions sous-maxillaires s'engorgent à leur tour. Pas de signe de tuberculose ailleurs.

Le 9 février excision, raclage à la curette tranchante. Guérison maintenue.

OBSERVATION XI

(GAYET, *Société française d'ophtalmologie*, janvier 1888).

Jeune fille de vingt-six ans, sans antécédents héréditaires, santé assez bonne ; irrégulièrement menstruée : grossesse au début.

Vue pour la première fois le 8 février 1884, elle présente une affection de la conjonctive droite qui a commencé il y a un mois et demi ; quinze jours après le ganglion préauriculaire droit s'est pris. Léger affaiblissement depuis.

A l'examen, la paupière supérieure de l'œil droit, retournée, présente une série de lésions différentes d'aspect, suivant leur âge. D'abord deux nodules gris bleuâtre, noyés dans la conjonctive tarsale, sur lesquels viennent mourir de petits vaisseaux rayonnants ; ailleurs ce sont des ulcérations de forme aphteuse du fond desquelles s'élèvent comme une couronne des follicules tassés les uns contre les autres et vascularisés de façon à montrer à leur surface des anses vasculaires : fond bourgeonnant et gris jaunâtre. Dans le fond du cul-de-sac, vers l'angle interne, se trouve une accumulation de produits de cette nature,

qui forment là une véritable tumeur d'aspect jaunâtre et géla-
tiniforme.

La paupière inférieure présente vers son milieu une seule
ulcération, creuse, à fond gris, et à bords taillés à pic. Dans
l'intervalle des parties malades, la conjonctive est légèrement
rouge, avec des papilles un peu gonflées et recouvertes d'un
écoulement blennorrhéique.

Le 16 février, M. le professeur Gayet fait un premier raclage
des parties atteintes et cautérise la plaie au fer rouge. De même,
raclage et cautérisation des deux ganglions.

Les produits de ce grattage inoculés dans la chambre antérieure de cobayes donnent des résultats positifs (Gayet et
Arloing). A la deuxième génération, les résultats sont moins
nets.

Le 25 février, on constate la cicatrisation de quelques ulcérations de la conjonctive; mais d'autres ont persisté et même la
conjonctive bulbaire est à son tour envahie. Le ganglion préauriculaire suppure.

Quelque temps après éclatent les symptômes d'une suppura
tion aiguë du sac lacrymal par propagation de l'infection de la
conjonctive au sac.

Pendant l'été 1884, nouveau raclage de l'œil et des ganglions
plus énergique encore. Le raclage est étendu au sac : suites
satisfaisantes.

La malade parvenue au terme de sa grossesse sort.

En septembre, elle rentre pâle, faible, amaigrie ; pas trace de
tuberculose pulmonaire ; mais les ganglions cervicaux à droite
se sont engorgés et s'étendent en chaîne de la mâchoire à la cla-
vicule.

État de l'œil très aggravé : le globe est mastiqué en place par
le néoplasme ; les paupières soudées au globe par des masses
granuliformes ulcérées ; la conjonctive bulbaire, la cornée
entièrement envahies.

Énucléation et cautérisation de la plaie et du sac.

Cicatrisation rapide. Exeat.

Examen microscopique : Cellules géantes et bacille de Koch.

OBSERVATION XII (résumée en partie)

(Gayet, in thèse Périé, Lyon, 1900.)

N... Marie, vingt-trois ans. Rien à signaler dans les antécédents ; la malade paraît douée d'une constitution robuste.

Le 20 août 1899, la malade reçoit des confetti dans l'œil gauche. Elle se frotte les yeux à diverses reprises et accuse aussitôt une douleur assez vive qui s'atténue peu à peu. L'œil est rouge et tuméfié : la malade ne s'en inquiète pas tout d'abord et reste quelque temps dans cet état. Ce n'est que le 6 octobre que, voyant son œil toujours rouge, elle se décide à venir consulter le professeur Gayet.

État actuel : œdème et rougeur de la paupière inférieure gauche ; le gonflement surtout marqué à la partie externe provoque un écartement entre la paupière et le globe oculaire. En renversant la paupière, on constate dans la portion externe une anfractuosité assez étendue dans laquelle il y a un peu de pus coagulable. Le ganglion préauriculaire gauche est assez volumineux. Diagnostic : Ulcération syphilitique (?).

Traitement : Sirop de Gibert. Sulfate de cuivre.

Huit jours après induration nette de la paupière inférieure ; sur la conjonctive, granulations grisâtres, s'étendant même sur la conjonctive bulbaire ; légère diminution du ganglion. — On pense à la tuberculose.

Un cobaye injecté meurt de tuberculose en deux mois et demi.

Au milieu de décembre, suppuration et incision du ganglion préauriculaire.

Le 22 décembre, douleurs ; les granulations augmentent, quelques-unes grosses comme des grains de millet, jaunâtres et arrondies.

Les ganglions cervicaux se prennent à leur tour ; la paupière considérablement tuméfiée (milieu de janvier).

Elle refuse le traitement chirurgical et sort peu après.

OBSERVATION XIII

(Gerin-Roze, *Gazette hebdomadaire*, 1882.)

Ulcérations tuberculeuses des conjonctives chez un sujet atteint de tuberculose des poumons et du larynx compliquée d'abcès froids sous-cutanés multiples probablement dus à la même diathèse.

F..., trente-quatre ans, ouvrier bijoutier, entre le 15 novembre 1881, salle Lelong, n° 10.

Antécédents héréditaires : mère bien portante, soixante-et-onze ans ; père mort à soixante ans, subitement ; une sœur morte à la suite d'un abcès du sein (?) ; un frère serait phtisique.

Antécédents personnels : pas de manifestation tuberculeuse ou syphilitique à relever.

En 1871, transporté à Nouméa, il y a vécu dix ans, exposé à l'humidité, mal nourri, couchant sur les rochers ; en 1880, retour à Paris ; pendant la traversée, le malade dit avoir pris des refroidissements prolongés, et depuis a toujours toussé, craché, maigri, perdu ses forces ; sa voix s'est enrouée dès ce moment et s'est perdue définitivement vers le 5 juillet 1881.

État actuel : Aphonie complète, cornage.

Respiration rude, avec quelques craquements légers, du côté de la conjonctive, sur la face muqueuse de la paupière supérieure, plusieurs ulcérations à bords taillés comme à l'emporte-pièce : l'une arrondie, grosse comme un grain de millet, correspond à l'extrémité interne du cartilage tarse ; une autre elliptique, beaucoup plus grande, répond au bord supérieur de ce cartilage et se prolonge sur la conjonctive palpébrale sus-jacente.

Le fond des ulcérations est granuleux ; dans leur intervalle, muqueuse rouge et boursouflée.

Sous l'extrémité interne du sourcil droit, petite tumeur de la grosseur d'un pois, dure, mobile, sans modification du tégument, donnant la sensation d'un ganglion lymphatique engorgé.

5 mars. — Depuis quelques jours, sur la face dorsale du pied gauche, tuméfaction arrondie, nettement fluctuante.

3 avril. — Dans le tiers inférieur de la moitié interne de la région postérieure de l'avant-bras droit, tuméfaction oblongue légèrement douloureuse et fluctuante.

21 avril. — Ouverture de la poche du coude donnant issue à du pus granuleux.

Os et articulation respectés.

26 avril. — Douleurs névralgiques violentes dans la tête.

M. Lucas-Championnière pratique une incision au niveau de la tumeur palpébrale et donne issue à du pus séreux et granuleux. Douleurs persistent.

1er mai. — Engorgement du ganglion préauriculaire. Incision de l'abcès du dos du pied gauche, pus grumeleux.

15 mai. — M. Parinaud introduit dans la chambre antérieure de l'œil gauche d'un lapin un fragment détaché de l'ulcération conjonctivale ; un deuxième fragment est introduit par vaccination dans l'épaisseur de la cornée de l'œil gauche, un troisième est insinué dans la chambre antérieure du même œil. Pas de résultat.

14 juin. — Œil droit : conjonctivite palpébrale inférieure très congestionnée ; à la paupière, ulcérations se sont agrandies ; au-dessus du cartilage tarse, vaste ulcération à fond grisâtre, granuleux, parsemé de points jaunâtres et d'où l'on voit s'écouler du pus.

Au-dessous de cette ulcération mal limitée, s'en trouve une seconde correspondant à la portion tarsienne de la paupière, d'aspect identique à la précédente, plus petite ; en dedans de la seconde, une troisième petite, arrondie, de couleur jaunâtre.

Larynx : cornage plus intense.

Déglutition pénible.

Poumons : crachats nummulaires ; matité sous-claviculaire droite très nette ; craquements humides à droite en avant et en arrière.

Fièvre hectique, sueurs, diarrhée, mort le 6 août, à 11 heures du soir.

Autopsie, le 8 août 1882.

Muqueuse du larynx, épiglotte, cordes vocales, cartilages envahis, ulcérés, dénudés.

Poumons adhérents avec la plèvre pariétale.

Une caverne à chacun des sommets droit et gauche.

Semis de granulations de formation récente.

Ulcérations conjonctivales moins apparentes.

L'examen histologique révèle :

Un commencement d'ossification du cartilage cricoïde, substance cartilagineuse infiltrée de granulations graisseuses ; capsules en voie de multiplication.

Au niveau des ulcérations de la paupière, les papilles se distinguent encore, mais dépourvues d'épithélium. Leur tissu est infiltré de cellules jaunes et de granulations amorphes ; sur plusieurs coupes on distingue très nettement une granulation tuberculeuse ronde, jaunâtre, formée de tissu granuleux sans cellules géantes. Au-dessous de cette dernière, plusieurs points jaunâtres analogues aux granulations tuberculeuses.

OBSERVATION XIV

(GRUNERT, *Archives d'ophtalmologie*, 1808.)

Jeune homme âgé de vingt-sept ans, atteint de phtisie pulmonaire, vérifiée bactériologiquement. C'était surtout la paupière supérieure de l'œil gauche qui était le siège de l'affection tuberculeuse, tandis que sur la conjonctive de la paupière inférieure gauche il n'y avait que quelques petits foyers isolés, ressemblant à des granulations d'aspect de frai de grenouille, la paupière supérieure était le siège d'une enflure très considérable. La conjonctive présentait des altérations qui rappelaient de loin le trachome, mais qui étaient beaucoup plus considérables. A côté d'ulcères superficiels ou profonds, il y avait des cicatrices linéaires ou étoilées et des granulations abondantes. Le ganglion préauriculaire de ce côté était enflé. Ce qui faisait écarter l'idée de trachome déjà cliniquement, c'était l'absence de pannus cornéen et l'unilatéralité de l'affection malgré sa longue durée.

On pratiqua l'excision des foyers de la conjonctive de la paupière inférieure et celle de toute la conjonctive et du cartilage tarse de la paupière supérieure. Il n'y eut pas de récidive et le résultat fonctionnel était bon ; il ne se forma pas d'ectropion.

La preuve de la nature tuberculeuse de l'affection fut apportée par l'examen bactériologique et histologique des parties excisées et par l'inoculation au cobaye.

L'auteur ne croit pas qu'il se soit agi là d'une infection endogène, c'est-à-dire d'une métastase, mais bien d'une infection exogène probablement occasionnée *par le mouchoir souillé de crachats*.

OBSERVATION XV (résumée)

(HAAB, *Arch. für Ophtalm.*, XXV, 4, p. 183.)

Homme de trente-deux ans. Depuis deux ans larmoiement de l'œil droit, depuis un an et demi larmoiement de l'œil gauche.

Depuis six mois gonflement de la paupière supérieure gauche. Actuellement individu pâle, faible, sans signes de tuberculose pulmonaire.

A gauche, le sac lacrymal forme une tumeur, dont l'incision ne donne pas de pus. On y trouve seulement des granulations semblables à celles de la conjonctive. Guérison par le grattage suivi de cautérisation. Un morceau de la muqueuse examiné microscopiquement révèle une infiltration tuberculeuse.

OBSERVATION XVI

(HAAB, *Arch. für Ophtalm.*, XXV, 4).

Caroline K..., dix-sept ans, se présente la première fois en janvier 1878, avec une enflure de la paupière inférieure gauche dont l'aspect rappelle l'érisypèle. Sur la conjonctive palpébrale on trouve des masses isolées en forme de crêtes de coq, de couleur variant du gris au rouge jaunâtre. Au niveau du sac lacrymal fort gonflement, produit, ainsi qu'on le diagnostique plus tard et comme l'opération le prouve, par des masses de même nature que celles de la conjonctive.

On trouve de nombreux ganglions fortement gonflés au devant de l'oreille gauche et sous le maxillaire inférieur.

A droite, conjonctive et paupières normales, pas de ganglions.

Opération. — Ouverture et évidement du sac.

Un traitement d'un mois diminue les granulations de la conjonctive et les rend plus rares, mais l'enflure diffuse ne disparaît pas complètement, les ganglions ne diminuent pas.

On trouve au microscope des nodules tuberculeux nombreux, des cellules géantes, mais seulement dans la moitié des nodules. Souvent au centre, au lieu de cellules, on rencontre un noyau compact, mais à côté aussi un assez grand nombre de tubercules qui à leur centre se caséifient.

OBSERVATION XVII

(HAAB, in thèse d'Amlet, Zürich, 1887.)

R. E... douze ans. Début il y a trois mois par l'œil gauche et tuméfaction des ganglions préauriculaires et sous-maxillaires, considérable d'abord puis qui diminua. Il en persiste un de deux centimètres de diamètre près du tragus.

La portion temporale de la paupière inférieure est légèrement

retournée par suite de la présence d'un tubercule gros comme
un noyau de cerise qui s'étend dans la partie temporale du
tarse et occupe toute l'épaisseur de la paupière. L'enveloppe en
est rouge et présente près de l'extrémité nasale du tubercule un
petit orifice comme une fistule. La pression n'est pas douloureuse
et ne fait rien sourdre de la fistule.

La conjonctive palpébrale inférieure entière est tuméfiée et
offre par ci par là dans sa portion tarsale de petites taches rondes,
transparentes, grises, recouvertes de mucus, non proéminentes.
Dans le cul-de-sac, productions en forme de crêtes de coq assez
étendues et de petits grains folliculaires.

La conjonctive palpébrale supérieure est normale sauf un
petit tubercule sur la portion temporale et tarsale.

Conjonctive bulbaire saine. Œil gauche sain.

L'enfant n'a d'ailleurs jamais été malade. Elle a été traitée
jusqu'ici surtout par les astringents, dernièrement par le cuivre!

Diagnostic : Tuberculose de la conjonctive et du tarse.

Il fallait songer ici au côté esthétique et éviter une défor-
mation des traits : le 6 janvier 1887, ablation au bistouri de la
plus grande partie du tubercule de la paupière par la face
conjonctivale; peau respectée. Cautérisation. Guérison rapide.
Le 24 janvier, on constata qu'à droite et à gauche de l'endroit
opéré, il persistait deux petits boutons durs, seul reste du gros
tubercule. L'état de l'œil s'améliora encore et seule une légère
tuméfaction de la portion temporale de la paupière inférieure
trahit encore la place de l'affection. — Le ganglion préauriculaire restait tel qu'auparavant.

Il fallut ensuite détruire les végétations de la portion nasale
de la conjonctive palpébrale inférieure qui augmentaient depuis
la première intervention : 28 janvier, sous chloroforme, les
deux points indurés de la partie temporale furent incisés par le
côté conjonctival et on cureta le tout; la peau resta intacte.
Cautérisation. — Résultat excellent ; à la base d'implantation
du gros tubercule un peu de tissu cicatriciel, non gênant.

Le ganglion préauriculaire suppuré est incisé et guérit.

— Quelques légères cicatrices persistent là où le galvanocautère a passé ; le reste de la conjonctive ne présente ni rougeur ni tuméfaction ; il y a encore un peu de catarrhe contre lequel on prescrit un astringent.

Au microscope : Grand nombre de cellules géantes, surtout au centre des follicules tuberculeux encore jeunes. Bacilles très rares, on trouve vingt à trente cellules géantes pour un bacille.

OBSERVATION XVIII

(Haab, in thèse d'Amlet, Zurich, 1887.)

Femme S..., vingt-sept ans. Yeux absolument sains auparavant. L'affection de l'œil gauche commença au printemps de 1882 par l'accolement des paupières et de l'épiphora pendant le travail.

La malade fut à cette époque traitée par un oculiste d'abord avec l'iodoforme, puis avec une pommade cuprique, par le sulfate de cuivre et la pierre infernale : traitement irrégulier, puis suivi durant six semaines dans une clinique (nitrate d'argent en solution).

Sur les causes rien à signaler ; infection blennorrhagique à rejeter. A l'époque du début de la maladie, un jeune chat dans la maison avait un écoulement des yeux.

État actuel : Bon aspect ; pas de ganglions engorgés. Œil gauche un peu moins ouvert que le droit ; la paupière supérieure qui est légèrement gonflée présente un léger ptosis. Conjonctive bulbaire fortement injectée. Un pannus épais où l'on aperçoit difficilement des élevures peu saillantes, rondes, s'étend sur le tiers supérieur de la cornée jusqu'au bord supérieur de la pupille qui est recouvert. Les vaisseaux de ce pannus sont assez rares et la cornée atteinte présente une coloration plus grise. La partie inférieure de la cornée est normale. La paupière inférieure offre sur la conjonctive tarsale des follicules en série qui augmentent de volume vers le cul-de-sac conjonctival et présentent dans ce dernier une grosseur tout à fait exceptionnelle (3 millimètres de diamètre). Tout le pli semi-lunaire est très volumineux, surtout en haut, il est recouvert de grosses granulations, et ressemble à une tumeur mais bien différente des végétations tuberculeuses. La paupière supérieure montre une conjonctive tarsale modérément injectée, avec une légère hypertrophie papillaire: sur cette conjonctive on voit de petites taches rondes, gris jaune, non proéminentes, disséminées qui ont environ 1 millimètre. Sur le bord postérieur du tarse et dans le cul-de-sac supérieur, rangée de grains gris rouge peu volumineux, peu proéminents, confluents, un peu plus gros du côté du nez et de la tempe qu'au milieu.

Sur le tarse supérieur, sur l'autre œil : rien d'anormal.

Pas de gêne considérable ni de douleur vive. Sécrétion muco-purulente assez abondante. — La malade n'entre pas en traitement.

Deux ans après (juin 1886) elle revient avec une aggravation de son état: sécrétion conjonctivale intense, accolement des paupières. Depuis deux jours douleurs et rougeur de l'œil.

Au premier aspect: ptosis de la paupière supérieure qui n'est pas enflée mais abaissée. Ganglion préauriculaire, de la grosseur d'une noix; un ganglion sous-maxillaire également tuméfié. — Sur la conjonctive bulbaire, à un centimètre de la cornée, végétation ronde ressemblant à une granulation fongueuse. Végétations analogues au voisinage des culs-de-sacs, eux-mêmes atteints.

Aux paupières et sur le pli semi-lunaire les végétations ont grandi en nombre et en volume ; par endroits on aperçoit des tubercules ; sur le pli semi-lunaire les végétations ressemblent à du frai de grenouille. Près du bord palpébral, lésions plus fongueuses, d'aspect lardacé. Au milieu du bord, sur la paupière supérieure, petits nodules ronds semblables à des nodules tuberculeux. — Pas de point ulcéré. — Sur la cornée, au tiers supérieur, pannus plus dense, mais encore translucide d'un rouge gris avec un point jaune. — Chambre antérieure et iris normaux: rien à l'ophtalmoscope.

A propos des antécédents, ajoutons que la mère est morte

d'une maladie de poitrine. Du côté paternel pas d'antécédents. Le malade se portait bien, à bon aspect. Rien aux poumons. Elle prenait de la liqueur de Fowler depuis longtemps.

Diagnostic : Tuberculose conjonctivale.

L'aspect est très semblable à celui du trachome folliculaire. Traitement énergique en plusieurs séances ; extirpation avec le bistouri et les ciseaux : cautérisation au thermo, de la surface d'implantation et des lésions moins importantes.

Pannus détruit par incision et grattage. En quatre mois la guérison est obtenue et se maintient ; la cornée est assez trouble dans le tiers supérieur. Encore un peu de ptosis.

A l'examen microscopique des tissus enlevés, très peu de bacilles, follicules tuberculeux avec cellules géantes.

OBSERVATION XIX

(HEINESDORF, résumé in *Annales d'oculistique*, 1898).

Une jeune fille de dix-sept ans fut traitée pendant deux ans pour une conjonctivite granuleuse avec pannus et taches de la cornée.

L'excision du trachome de la conjonctive démontra que les granulations ne présentaient pas l'image du trachome, mais plutôt de follicules tuberculeux constitués par des cellules épithélioïdes avec cellules géantes.

L'inoculation dans un œil de lapin ne donna d'abord aucun résultat mais au bout de quatre mois il se développa de petits nodules autour de la plaie cornéenne, ainsi que de l'iris et de la cornée en bas de la chambre antérieure, à l'endroit où avait séjourné le fragment inoculé. On ne put trouver le bacille.

OBSERVATION XX

(KNAPP, *Arch. of Ophtalm.*, 1890 ; *Arch. für Augenheilkunde*, 1891.)

John B..., dix-sept ans ; pas d'antécédents. Ulcérations dans le nez depuis des années ; ailes du nez tuméfiées et ulcérées.

Depuis trois ou quatre ans enrouement, rougeur de l'œil gauche, épiphora, paupières épaissies et ulcérées dans leur portion nasale. On institua le traitement du trachome.

Aspect général assez bon ; pas de toux ; voix un peu enrouée. Tuméfaction inflammatoire et petites ulcérations du larynx.

Les bords des narines et la cloison présentent des cicatrices blanchâtres ; fosses nasales libres. Œil gauche injecté, larmoiement. Cornée et conjonctive bulbaire saines.

Bord libre des paupières anfractueux, ulcérations sur la paupière inférieure ; au niveau du fornix, boutons rouge gris semblables à des granulations trachomateuses.

Traitement : Excision et cautérisation ; une récidive ; nouvelle excision ; guérison.

Inoculation positive.

OBSERVATION XXI

Lagrange (de Bordeaux).

Tuberculose de la paupière d'origine traumatique.

J. B : huit ans, se présente à la consultation ophtalmologique de l'hôpital des enfants pour une affection de l'œil gauche. Le père et la mère bien portants ont eu deux enfants en bonne santé. Aucun antécédent bacillaire dans la famille.

Au mois de février 1899, le jeune malade reçoit en jouant avec un parapluie l'extrémité d'une baleine dans la partie supéro-externe de la paupière supérieure gauche : il en résulte un gonflement marqué de la paupière dû à une hémorragie sous-cutanée. Ces phénomènes disparaissent au bout d'une semaine. Sur ces entrefaites, l'enfant reçoit au même point un coup d'ongle d'un de ses camarades. Quelques jours après ce nouveau traumatisme (vers le 15 juin), la paupière devient œdémateuse et commence à tomber. Un engorgement ganglionnaire préauriculaire se montre avec douleur à la pression.

Le 18 juillet 1899 le petit malade présentait un peu de ptosis de la paupière supérieure gauche avec une sécrétion conjonctivale modérée. L'engorgement préauriculaire était représenté par un ganglion du volume d'une amande, dur, mobile, non douloureux ; l'angle gauche du maxillaire inférieur est occupé par un ganglion plus petit offrant les mêmes caractères. En soulevant à demi la paupière supérieure on découvre sur la conjonctive tarsienne une série de granulations qu'on peut évaluer à 18 environ, offrant une analogie frappante avec celles du trachome aigu dont elles diffèrent peut-être par une coloration plus jaune. Dans la partie la plus externe du cul-de-sac conjonctival supérieur, qu'on peut explorer en faisant regarder le petit malade en bas et en dedans, on découvre une surface ulcérée ayant à peu près un centimètre d'étendue transversale sur un demi-centimètre de hauteur, d'aspect blanc grisâtre, surélevée au-dessus du niveau de la conjonctive bulbaire sur laquelle elle repose. Tout autour, la conjonctive est œdémateuse, épaissie et congestionnée.

L'ulcération semble adhérer profondément ; son pourtour ne présente pas de couronne de granulations spécifiques. La portion de conjonctive palpébrale correspondante est un peu blanche, on ne découvre pas de granulations sur la conjonctive bulbaire ni dans les autres régions de l'œil. L'œil droit est normal. La santé générale du petit malade est bonne : les poumons respirent bien et ne présentent aucune trace de localisation tuberculeuse. On trouve sur le côté droit du cou une petite surface gaufrée cicatricielle, ayant les dimensions d'une pièce de cinquante centimes, au sujet de laquelle la mère du petit malade ne peut nous donner aucun renseignement précis.

En somme, un enfant d'aspect bien portant, n'ayant été sujet à aucune maladie sérieuse au cours de sa première enfance présente après un double traumatisme de la région externe de la paupière supérieure gauche une affection oculaire offrant tous les caractères cliniques d'une tuberculose primitive de la conjonctive avec sécrétion modérée et intumescence ganglionnaire caractéristique.

Afin d'étayer ce diagnostic, on fait l'examen bactériologique de la sécrétion conjonctivale : Le bacille de Koch ne put être découvert.

Un petit fragment de la conjonctive fut alors excisé et examiné microscopiquement : nombreux tubercules avec des cellules géantes caractéristiques. La méthode de Ziehl permit de découvrir un bacille de Koch dans l'une des coupes. Bacilles en assez grande abondance dans le pus du ganglion sous-maxillaire devenu douloureux et fluctuant. Inoculation à un cobaye négative : ce dernier fait prouve le peu de virulence du bacille de cette conjonctive tuberculeuse qui évolue très lentement. Les lésions conjonctivales s'atténuent chaque jour, la sécrétion a tari, les ganglions sont maintenant petits, indolores, non fluctuants. Grâce au traitement général reconstituant, ces lésions guériront comme certaines tuberculoses pulmonaires soumises à une hygiène tonique et bien réglée.

Traitement local : Massages quotidiens avec de la poudre d'iodoforme dans toute la région envahie par les tubercules.

OBSERVATION XXII
(Thèse Loidholt, Merseburg, 1889.)

Tuberculose secondaire des paupières avec affection lacrymale.

La femme du pasteur K..., se fit traiter ici pour une tuberculose de la paupière inférieure droite, se présentant sous forme de plaques disséminées, combinées avec une affection lacrymale purulente et fistuleuse. Cette affection doit être attribuée à la propagation d'une tuberculose ulcéreuse de la muqueuse nasale. Des ulcères tuberculeux existaient également à la peau de la cuisse.

Le sac lacrymal fut aussitôt extirpé et le foyer palpébral cautérisé énergiquement.

Quelques mois après, récidive de l'affection lacrymale ainsi que des autres foyers tuberculeux. Une opération radicale fut faite par M. le professeur Geuzmer ; la région lacrymale ouverte jusqu'à la cavité nasale, une large communication fut ainsi ménagée.

La partie de la muqueuse nasale devenue par là abordable

fut grattée à fond et le foyer d'infection complètement enlevé
en apparence au moins. Amélioration de l'état général et local.
Exeat.

La nature tuberculeuse de l'affection fut prouvée par des
inoculations à des lapins.

OBSERVATION XXIII

(In thèse de Luc, Paris 1883.)

*Lupus de la joue gauche propagé au nez, à la joue droite et au
front, à la paupière inférieure gauche et à la conjonctive
bulbaire.*

Fritz, vingt-six ans, entre dans le service du Dr Ollivier.

Antécédents héréditaires: pas de phtisiques dans la famille.

Antécédents personnels : ophtalmie dans son enfance, glandes
au cou, otorrhée.

Début en 1868, par la joue gauche, puis de là envahissement
du nez, de la joue droite et du front.

La paupière inférieure gauche est atteinte dès le commencement de 1869.

Actuellement énorme lupus exedens du nez qui est converti
en une masse mamelonnée, végétante, recouverte de croûtes.

Œil gauche : paupière inférieure attirée en bas, sa muqueuse
est convertie en tissu sec, se continuant uniformément avec la
surface de la joue.

La conjonctive bulbaire est convertie en un tissu rougeâtre,
granuleux, mamelonné, sans ulcérations. Pannus de la cornée,
muqueuse de la paupière supérieure convertie en un tissu rougeâtre, en partie cicatriciel. Pas de douleurs.

OBSERVATION XXIV

(Manz, *Klinische Monatsblaetter für Augenheilkunde*, 1881.)

Garçon de deux ans et demi, présentant un développement considérable des ganglions cervicaux sous-maxillaires et parotidiens du côté droit.

Paupières du même côté fortement gonflées, molles ; nodule arrondi, mobile sous la peau de la paupière inférieure ; moitié interne de son bord amincie, dentelée ; moitié externe détruite ; à ce niveau, nodules grisâtres de la dimension de têtes d'épingle. Sur la conjonctive palpébrale antérieure, deux ulcérations plates à fond jaunâtre et à bords blanchâtres, ainsi que quelques nodules. A part le chémosis de la conjonctive bulbaire qui contient encore deux tubercules grisâtres, les autres membranes sont d'apparence saine. L'œil gauche est normal.

Des troubles de l'état général survinrent et l'enfant fut emporté au milieu des symptômes d'une méningite.

OBSERVATION XXV

(Milligan, *Centralblatt für praktische Augenheilkunde*, 1882, p. 104.)

Fille de onze ans, admise à l'hôpital de la marine à Constantinople, pour des modifications de la conjonctive.

Sur la conjonctive tarsienne de la paupière inférieure droite, masse saillante, rouge, saignant facilement et semblable aux granulations d'une plaie. Sur la portion inférieure de la conjonctive bulbaire, vers l'équateur, nombreux nodules transparents, arrondis et d'un jaune rougeâtre ; sécrétion blennorrhéique de la conjonctive.

Infiltration ponctuée interstitielle, avec pannus de la portion externe de la cornée. On pratiqua, comme traitement, le

raclage et la cautérisation au nitrate d'argent ; la guérison
suivit.

A l'examen microscopique, cellules géantes avec détritus
cellulaire et masse tuberculeuse.

OBSERVATION XXVI

(Mitvalsky, *Annales d'oculistique*, 1806, et *Bulletins et Mémoires de la
Société française d'ophtalmologie*, 1806.)

Fillette de douze ans, sans antécédents héréditaires. Maladie
remontant à un an. La paupière supérieure gauche hypertro-
phiée présente du ptosis. Ganglion préauriculaire un peu
gonflé. Conjonctive tarsale supérieure épaissie, d'un rouge foncé,
est bosselée par des follicules gris. A la partie moyenne, tumeur
de 1 centimètre de diamètre, polypoïde, circulaire, attachée à la
conjonctive, d'un gris rouge sale avec de petits points miliaires
blancs ou jaunâtres. La surface en est raboteuse, couverte de
granulations pâles qui surplombent la conjonctive voisine de
sorte qu'on peut promener par-dessous une sonde tout autour
de la tumeur.

Après l'excision de la tumeur, guérison parfaite.

L'inoculation de tissu enlevé dans la chambre antérieure de
l'œil d'un lapin provoque une choroïdite tuberculeuse et la
mort au bout de quelques semaines.

Microscopiquement, cellules géantes, bacilles tuberculeux.

OBSERVATION XXVII

(Mitvalsky, *Annales d'oculistique*, 1806.)

Fillette âgée de huit ans, issue d'une famille saine. Début des
symptômes il y a un an. Constitution faible, muqueuses pâles.

Ganglion préauriculaire engorgé. Poumons normaux. L'œil
droit et ses annexes de même.

A gauche, paupière supérieure tombante avec cils très allongés. Dans sa partie moyenne, échancrure peu profonde du bord ciliaire de 1 centimètre de largeur où les cils semblent manquer totalement. Après le renversement de la paupière nous trouvons les deux tiers moyens de la conjonctive tarsale remplacés par des granulations fongueuses élevées sur la surface conjonctivale. De près on voit qu'elles sont dues à deux ulcères chroniques de la conjonctive dont les bords se touchent. Parmi les granulations, petits points miliaires dispersés, blancs ou jaunes. Dans toute l'étendue de l'ulcération le bord libre de la paupière est effacé, échancré, et c'est seulement au moyen d'une loupe qu'on découvre de petits cils.

Extirpation de toutes les parties malades jusqu'au tarse, après quoi greffe d'un grand lambeau de muqueuse buccale fixé au moyen de sutures. Dix jours après la malade quittait Prague complètement guérie.

L'inoculation d'un petit morceau de tissu enlevé dans la chambre antérieure de l'œil d'un lapin fut suivie plusieurs semaines après d'une uvéite tuberculeuse et plus tard de mort de l'animal. — A l'examen microscopique, tubercules miliaires types très rares; il s'agit plutôt d'une infiltration uniforme diffuse avec nombreuses cellules géantes dispersées partout, avec peu de foyers de désagrégation tuberculeuse. Bacilles rares.

OBSERVATION XXVIII

(MOTAIS, *Société d'ophtalmologie*, mai 1892.)

Fillette de huit ans. Paupière supérieure gonflée, violacée, tapissée intérieurement de granulations rosées ou grisâtres et creusée de deux ulcérations grisâtres peu profondes. Pas de sécrétion et l'œil absolument sain. Ganglion préauriculaire engorgé, l'autre œil normal. — La maladie datait de deux mois chez cet enfant d'une santé ordinaire, sans symptômes et sans antécédents tuberculeux. — On ne pouvait songer au trachome

car les corps granuleux n'étaient que peu saillants et consti-
tuaient plutôt une sorte d'induration de la paupière.

Les inoculations faites donnèrent des résultats positifs de
tuberculose.

L'enfant mourut de phtisie pulmonaire au bout d'un an.

OBSERVATION XXIX

(M. PARINAND, *Gazette hebdomadaire de médecine et de chirurgie*,
13 juin 1884.)

Tuberculose primitive de la conjonctive palpébrale.

Mlle Deb..., sept ans et demi, se présente à ma clinique le
11 juin 1883, pour une conjonctivite double ayant les apparences
d'un catarrhe chronique de la conjonctive. La paupière supérieure de l'œil gauche où le catarrhe a commencé et où il
reste plus abondant, est le siège d'une tuméfaction localisée près
de son bord, ressemblant à celle d'un orgelet.

En retournant cette paupière, on découvre sur la conjonctive
tarsienne une ulcération longue de 6 millimètres, à contours
nets et irréguliers, recouverte d'un exsudat fibrineux qui s'enlève facilement et laisse à découvert une surface grisâtre, parse-
mée de quelques points jaunes.

Cette ulcération arrive jusqu'au bord libre de la paupière,
qui offre une légère échancrure, sans que l'implantation des cils
soit intéressée : elle est entourée d'un liséré d'injection qui
tranche assez nettement sur la coloration du tarse. Un nodule
jaunâtre, de la grosseur d'un grain de mil, existe au-dessus de
l'ulcération dont il est distinct.

En l'examinant à la coupe, on découvre à son centre un
petit bourgeon charnu, autour duquel la matière jaunâtre se
dessine en couronne. Après huit ou dix jours, ce nodule est
remplacé par une ulcération.

Un ganglion préauriculaire indolent s'est développé en même
temps que la lésion de l'œil. Il n'y a pas d'altération semblable
à droite.

L'affection a débuté il y a trois mois par une tuméfaction de la paupière supérieure qui incommodait peu le malade et à laquelle les parents n'ont pas fait attention. Puis il s'est établi un peu de catarrhe dans la conjonctive qui a gagné l'autre l'œil, et c'est pour cette complication que l'enfant m'est amenée.

Antécédents : Le père est mort d'une affection thoracique aiguë mal déterminée, à laquelle il a succombé en deux ou trois jours. Avant cette maladie, il ne toussait pas, n'a jamais craché de sang et aurait joui d'une très bonne santé.

La mère, qui me fournit les renseignements, est bien portante; elle a eu sept enfants, tous vivants et en bonne santé, l'aînée à dix-huit ans.

La petite malade est d'un aspect assez chétif. Elle n'a pas eu de gourmes, d'engorgements ganglionnaires ni d'affections osseuses : pas de tuméfaction du ventre ni de diarrhée chronique. Elle ne tousse pas, et l'examen de la poitrine ne révèle aucun signe positif de lésion pulmonaire.

En décembre 1882, elle a eu une fièvre typhoïde pendant laquelle il y a eu un peu de toux qui a cessé avec l'état aigu. C'est dans la convalescence de cette maladie que l'affection oculaire semble avoir débuté.

J'ai traité l'ulcération par le raclage, le catarrhe conjonctival par les cautérisations au nitrate d'argent et les lotions antiseptiques. Après trois semaines, il n'y avait pas de tendance à la cicatrisation. La malade est conduite à la campagne; je ne l'ai pas revue depuis.

OBSERVATION XXX

(PISENTI, *Archives d'ophtalmologie*, 1898.)

Un enfant de trois ans présentait une petite tumeur du volume d'un grain de maïs, logée sous la paupière supérieure, en rapport avec la partie supérieure du tarse, vers l'angle externe de l'œil droit.

Tout antécédent et toute manifestation tuberculeuse faisant défaut, on crut à un granulome simple. Excision facile, la tumeur étant pédonculée. Au microscope, structure typique de granulome tuberculeux et présence de bacilles de Koch.

Cette opération est intéressante au point de vue de la difficulté du dignostic clinique, de l'âge du petit malade et de la forme anatomique du tuberculome : il est, en effet, beaucoup plus fréquent de rencontrer une tarsite tuberculeuse plus ou moins diffuse avec participation de la conjonctive, qu'un tuberculome isolé et pédonculé en rapport avec le tissu du tarse mais constituant presque un polype de la conjonctive

OBSERVATION XXXI

(STUTZER, in *Deutschlands Beitraege zur Augenheilkunde.*

Un garçon de cinq ans fut mordu à la paupière supérieure par un chien. Suture de la plaie et guérison apparente après six semaines. Mais cinq semaines plus tard, les paupières de l'œil droit rougirent et se gonflèrent ; le ganglion préauriculaire s'engorgea ; les ganglions sous-maxillaires et sub-linguaux de même, au niveau de la cicatrice rouverte, issue de pus, qui inoculé donne un résultat positif. Les ganglions furent vidés, la cicatrice curetée et cautérisée au galvano-cautère. Guérison.

N. B. — Le chien lorsqu'il mordit venait de manger le placenta d'une vache tuberculeuse.

OBSERVATION XXXII

(VERREY, résumé in *Annales d'oculistique*, 1887.)

Jeune fille de quatorze ans sans antécédents héréditaires. Début soudain de l'affection tuberculeuse dans la paupière supérieure de l'œil droit, dont la conjonctive tarsale présente au bout de quelques jours déjà un aspect caractéristique. Une ulcération à fond grisâtre, lardacé se voit sur une muqueuse très épaissie, infiltrée, dont le tissu papillaire est notablement hypertrophié. En même temps tuméfaction rapide d'une glande préauriculaire du même côté.

L'examen microscopique soit du tissu conjonctival, soit du pus de la glande préauriculaire au moment de son ouverture confirme le diagnostic de tuberculose par la constatation des bacilles de Koch, fort abondants dans le pus, très rares au contraire dans la tumeur conjonctivale.

OBSERVATION XXXIII

(VIEUSSE, *Bull. Soc. franç. d'ophtalmologie*, 1899.)

B... Élisa, quinze ans. Dans les antécédents héréditaires, on relève que son père a succombé jeune encore à la suite d'une cystite probablement bacillaire, qu'un frère âgé de quinze ans est mort de tuberculose pulmonaire, qu'un autre frère âgé de dix huit ans est dans un état de santé qui laisse à désirer, ainsi qu'une sœur plus jeune qu'elle.

Quant à notre malade, elle a toujours été bien portante dans son enfance. Elle n'a commencé à souffrir que depuis un an : elle est devenue faible, son appétit a diminué au point qu'actuellement la malade est atteinte d'une inappétence complète. Elle s'enrhume facilement, mais ne tousse pas. L'examen du poumon est négatif ; les amygdales sont grosses.

La maladie a débuté il y a un an environ par un petit bouton à la paupière inférieure droite. Ce bouton a augmenté peu à peu de volume, puis est tombé, laissant à sa place une perte de substance. En examinant la malade on voit que toute la paupière inférieure droite est rouge, épaisse, gonflée dans toute son étendue, principalement dans sa partie externe ; la sécrétion conjonctivale est pour ainsi dire nulle.

En retournant la paupière, on remarque une plaie fongueuse occupant le tiers moyen de la paupière. Cette ulcération, qui présente environ un diamètre d'un centimètre et demi offre les caractères de l'ulcère tuberculeux. Il siège en effet sur une partie de la paupière qui est épaissie; il est entouré d'une zone d'infiltration dont les limites sont mal tracées; ses bords sont mal limités, ravinés; de plus il sécrète une substance jaunâtre présentant la plus grande analogie avec la matière tuberculeuse ramollie.

Pas d'engorgement ganglionnaire.

OBSERVATION XXXIV

(Vieusse, *Bulletin de la Société française d'ophtalmologie*, 1899.)

Joséphine D.., vingt et un ans. Antécédents personnels ou héréditaires : rien à signaler. La malade présente un lupus du nez et de la face survenu dans son jeune âge, mais augmentant depuis quelque temps. De plus elle vient consulter pour une affection de la paupière supérieure droite.

En examinant la partie malade, on s'aperçoit que la paupière supérieure est congestionnée et épaissie, tandis que la paupière inférieure a son aspect normal. Cornée non altérée. — En renversant la paupière supérieure on constate que sa moitié interne est revêtue d'une infiltration en nappe qui semble avoir augmenté l'épaisseur de la conjonctive d'une manière très considérable. La surface présente de petites saillies très nombreuses, jaunâtres au centre, ressemblant à des granulations. En y regardant de près, il est facile de constater qu'un certain nombre de ces granulations offrent dans leur partie la plus élevée une perte de substance se traduisant par une petite ulcération. L'œil n'est pas injecté, sa sécrétion nulle; pas d'engorgement des ganglions préauriculaires ou sous-maxillaires.

Diagnostic : infiltration tuberculeuse de la conjonctive.

Traitement : Ablation avec les ciseaux de la partie infiltrée, grattage à la curette, cautérisation au galvano-cautère.

Dix jours après, nouveau raclage, nouvelle cautérisation. — Guérison.

Examen microscopique : cellules épithéliales, cellules géantes en certains point, plaques de dégénérescence caséeuse. Impossible de mettre en évidence le bacille de Koch.

OBSERVATION XXXV

(VIEUSSE, *Bulletin de la Société française d'ophtalmologie*, 1899.)

L. E..., née à F..., âgée de quinze ans, se présente à la clinique ophtalmologique le 14 mars 1897, pour une affection de l'œil gauche. Dans les antécédents héréditaires, rien d'important à signaler. Elle présente un lupus de toute la face et du nez qui a débuté il y a deux ans et pour lequel elle est en traitement à la clinique dermatologique.

La paupière supérieure de l'œil gauche est tuméfiée, rouge violacé et présente un ptosis qui cache toute la cornée ; la malade est dans l'impossibilité de la faire mouvoir. Par la palpation on sent que la paupière inférieure est indurée dans son tiers interne et qu'au centre de cette induration il existe un nodule présentant une dureté cartilagineuse ; la conjonctive bulbaire est légèrement injectée. En retournant la paupière on voit que la partie qui présente l'induration déjà signalée est occupée par un ulcère d'un centimètre et demi de diamètre. Les bords de cette ulcération sont surélevés, fongueux, coupés de plusieurs sillons d'une profondeur variable. Le fond de cette ulcération est jaunâtre. Les ganglions préauriculaires et sous-maxillaires ne présentent rien d'anormal.

En présence de cette ulcération, de son évolution et surtout à cause du lupus de la face, on diagnostic un ulcère tuberculeux de la paupière, qu'on traite par des cautérisations au galvanocautère, tous les huit jours. En un mois la guérison est obtenue et se maintient.

CONCLUSIONS

———

I. — La tuberculose palpébrale est une affection rare, parce que, même arrivés aux paupières (circonstance peu fréquente) les bacilles ne s'y développent que dans certaines conditions favorables de réceptivité des sujets ou d'altération des tissus, altération pathologique antérieure ou traumatisme récent. Elle est quelquefois primitive, plus souvent secondaire à une tuberculose pulmonaire ou à une tuberculose locale voisine.

II. — D'après leurs symptômes, tous les cas se ramènent aux formes suivantes : une forme granuleuse (tubercules crus), une forme ulcérée, une forme végétante, une forme abcédée (sur laquelle nous avons insisté un peu particulièrement parce que notre observation semble en être, jusqu'à présent, l'unique exemple), enfin le lupus.

III. — Le diagnostic clinique de ces différentes manifestations de la tuberculose est fort difficile, n'a rien de certain ; seul le diagnostic anatomo-pathologique peut entrainer la conviction par la présence de follicules tuberculeux ; les recherches bactériologiques sont seules véritablement probantes par la présence du bacille de Koch. De plus, ces notions révèlent une parfaite unité dans des lésions en apparence complexes.

IV. — En raison du pronostic assez sérieux et de graves complications possibles, il est utile d'appliquer un traitement énergique.

Le même traitement général reconstituant et hygiénique convient à toutes les formes pour modifier le terrain sur lequel a pu se développer la tuberculose. Un traitement local approprié à chacune d'elles devra modifier l'inflammation, prévenir l'extension, extirper souvent tous les tissus malades, réparer parfois par l'autoplastie les pertes de substance ou les cicatrices vicieuses.

BIBLIOGRAPHIE

1° Traités généraux,

De Wecker et Landolt : |Traité complet d'ophtalmologie, 1880-1889.
Panas : Traité des maladies des yeux, Paris, 1894.
Fuchs : Manuel d'ophtalmologie, 1897.
— Traité de chirurgie, article de Delens.
— Traité de chirurgie clinique Le Dentu et Delbet, article de Terson.
— Dictionnaire Dechambre (en 100 volumes),
— Dictionnaire de médecine et de chirurgie pratique (Jaccoud).

2° Publications spéciales

Du Castel : Tuberculoses cutanées (coll. Charcot et Debove).
Valude : Tuberculose oculaire, Paris, 1887.
Trousseau : Lupus et tuberculose oculaire, *Arch. d'ophtalmologie*, 1889.
Leloir : Traité de la scrofulo-tuberculose, 1892.
Sattler : Congrès d'Heidelberg, 1891 (cité in *Revue d'ophtalm.*, 1891).
Mitvalsky : *Bull. et mém. de la Société franç. d'ophtalmologie*, 1896.
Eyre : *Revue générale d'ophtalmologie*.
De Lapersonne : Maladies des paupières (encyclopédie Léauté, 1898).

3° Thèses.

Amiet : Tuberculose conjonctivale, Zurich, 1887.
Luc : Tuberculose et lupus de la conjonctive, Paris, 1883.
Cuenod : Bactériologie des paupières, Paris, 1894.

Wojtasiewicks : Rapports de la tuberculose oculaire avec la tubercu-
        lose générale, Paris, 1887.
Jaulin : Tuberculose de l'appareil lacrymal, Paris, 1891.
Tacquet : Lupus de l'œil, Paris, 1891.
Kœhler : Tuberculose oculaire, Nancy, 1892.
Tavernier : Dacryocystites tuberculeuses, Lille, 1897.
Estienne : Tuberculose de l'œil, Lyon, 1887.
Vincent : Tuberculose du sac lacrymal et son traitement.
        Lyon, 1900.
Périé : Tuberculose conjonctivale, Lyon, 1900.
Journaux et revues d'ophtalmologie.

Voir en tête des observations les indications bibliographiques détaillées relatives à chacune d'elles.

LYON

Imprimerie A. STORCK et Cᵢᵉ

Rue de la Méditerranée, 9

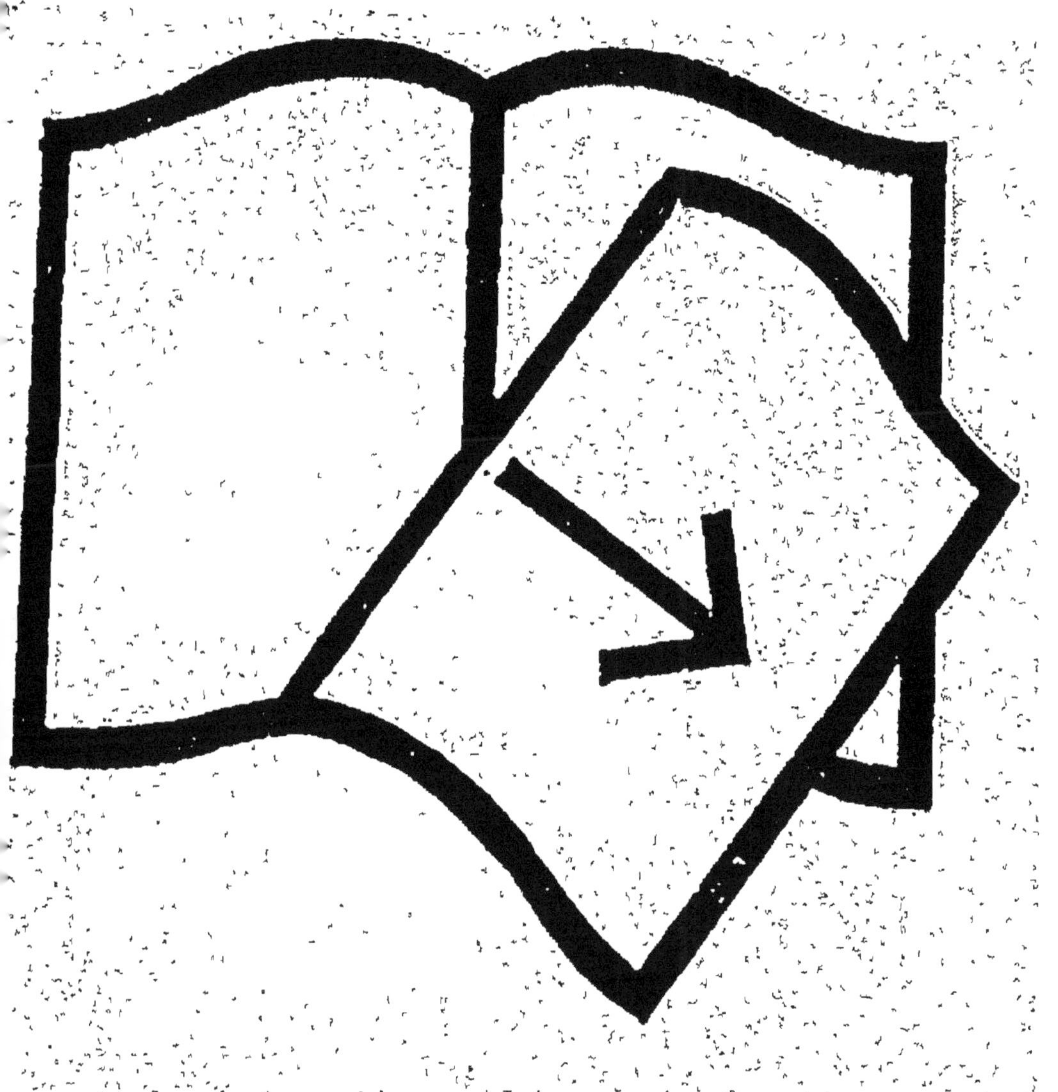

Documents manquants (pages, cahiers...)
NF Z 43-120-13

www.ingramcontent.com/pod-product-compliance
Ingram Content Group UK Ltd.
Pitfield, Milton Keynes, MK11 3LW, UK
UKHW051843140726
13696UKWH00007B/1156